医学工程科研
实战解析

李 亚 著

化学工业出版社

·北京·

内 容 简 介

　　《医学工程科研实战解析》基于目前的学科发展现状，系统并且翔实地对医学工程科技论文成果产出全生命周期进行阐述。内容涉及医学工程科研选题来源，数据处理，科研论文撰写的通用方法，以及医学工程典型论文写作解析。此外，还对科研论文的投稿以及课题申报等方面的内容进行了详细阐述。

　　本书是医学工程从业人员的科研工作实务性指南，可供医学专业高校师生以及医院医学工作者参考。

图书在版编目（CIP）数据

医学工程科研实战解析/李亚著. —北京：化学
工业出版社，2023.9
ISBN 978-7-122-43618-4

Ⅰ.①医…　Ⅱ.①李…　Ⅲ.①医学工程　Ⅳ.
①R-05

中国国家版本馆 CIP 数据核字（2023）第 098408 号

责任编辑：傅四周　　　　　　　　　装帧设计：韩　飞
责任校对：李雨晴

出版发行：化学工业出版社（北京市东城区青年湖南街 13 号　邮政编码 100011）
印　　装：北京建宏印刷有限公司
710mm×1000mm　1/16　印张 11¼　字数 159 千字
2024 年 2 月北京第 1 版第 1 次印刷

购书咨询：010-64518888　　　　　　售后服务：010-64518899
网　　址：http://www.cip.com.cn
凡购买本书，如有缺损质量问题，本社销售中心负责调换。

定　　价：98.00 元

序

　　近几年，部分医院的医学工程部门开始加大科研领域的投入，利用自身交叉学科与工程技术优势发现并解决临床问题，推动医疗器械创新改进等科研工作。医学工程部门也逐步发展为集医疗设备全生命周期管理、教学和科研为一体的临床医技科室，成为与医疗、护理和药学部门并重的医院支柱。

　　然而，相较于临床医学而言，医学工程学科建设起步较晚，基础薄弱，部分医学工程从业人员存在资历、基础能力以及科研意识薄弱等问题，这很大程度上又制约着医学工程进一步发展。科研工作开展的方法论在医学工程领域的普及开展，任重而道远。科技论文的撰写与发表，作为科研成果的产出以及进一步深入研究某一科学问题的基础工作，对科学问题的深入研究以及形成良性的绿色闭环——"科研论文—科研课题—问题解决—科研论文"至关重要。此外，医工人员在其职称晋升过程中，也离不开科技论文的发表工作。然而，对于如何进行选题，如何进行文章结构的设计，如何撰写成稿，如何投稿并发表科研论文……医工人员普遍感到困惑。

　　《医学工程科研实战解析》基于目前的学科发展现状，对医学工程科研选题来源进行深入解析，在对科研论文撰写的通用方法进行阐述之后，再对医学工程典型选题类型进行实例解析，真正意义上实现了手把手传授"真经"。此外，该著作还对科研论文的投稿以及课题申报等方面的内容进行了详细的阐述。该著作系统并且翔实地对医学工程科技论文成果产出全生命周期进行阐述，将会是医学工程从业人员的一本科研宝典，也将对医学工程科研水平的提升产生深远的现实意义。

　　作为中国医师协会临床工程师分会会长，我对于李亚所著《医学工程科研实战解析》的出版感到十分欣慰。科研创新是推动学科发展和解决学科发展过程中学术难题的有力武器，通过科研创新打通临床与工程的深度融合，必将促进医学工程飞速发展。该著作亦可以作为青年医工人员就业后再教育的参考书，让广大青年医工人员在正式开始科研工作之前，熟知各方法论，从而为开展医疗器械生产、研发、使用以及管理的科研工作助力，让科研工作顺利斩获科研成果。

中国医师协会临床工程师分会会长
山东第一医科大学第一附属医院医学工程部主任
范医鲁
2023 年 1 月

前　言

随着医学技术的不断发展，作为基于电子、医学和计算机交叉融合而兴起的"朝阳学科"——生物医学工程学科，其通过运用工程技术手段，研究和解决生物学和医学中的有关问题，在改善人民健康的进程中发挥着越来越重要的作用。

具有生物医学工程专业背景的医学工程科人员，是连接生物医学工程技术和医院临床应用需求的重要桥梁。目前，在我国，医学工程科人员主要负责医疗设备/医用耗材的计划制订、技术论证、采购、使用、维护和维修等工作，确保医疗设备安全且有效地满足临床应用的需求。经历40余年的发展，我国各大型三甲医院医学工程科的建设初见成效，普遍已经发展为集医疗器械全生命周期管理、教学和科研为一体的临床医技科室。

职称晋升是广大青年医学工程人员的一项重要工作，科研论文作为必要的材料，经常以"拦路虎"的角色存在于职称晋升的道路上。在日常的繁忙工作之余，医学工程人员如何在周而复始的医疗设备/医用耗材等全生命周期管理过程中，获得满足职称晋升所必需的科研论文、科研课题、发明专利/实用新型专利等材料，这本身又成为了一个大的课题。此外，由于学科尚处于不断发展建设过程中，从业人员的知识水平参差不齐，缺乏基于科研论文、科研课题、专利等相关方法论的就业后再学习的官方途径。因此，基于目前学科的发展状态和所处困境，从方法论的角度系统且翔实地展开论述，解决广大医学工程从业人员职称晋升过程中的关键问题——论文撰写、课题申请和专利申报等，对学科的发展和对从业人员的积极性提升均具有非常重要的现实意义。

本书正是基于上述背景，就医学工程从业人员所关注的如何谋划科研论文选题、如何通过碎片化的时间完成高质量科研论文的撰写并成功发表、如何确定科研课题的方向、如何成功申报课题、专利如何攻克等问题，通过方法论和举例的方式进行阐述，以期为处于困惑中的同道们提供参考。

　　本书在撰写过程中，得到了行业内多位专家的悉心指导，他们对本书稿内容的不断完善提出宝贵建议，在此一并表示感谢。由于成文比较仓促，难免有疏漏的地方，还请各位专家、学者多多提出宝贵意见！

方玉

2023 年 2 月于山东济南

目　录

第六章　课题申报与结题

第一章

生物医学工程学概述

　　自 20 世纪 50 年代以来，随着科学技术水平的不断提高，诸多学科都呈现出全新的发展趋势，其中包括但不限于物理学、化学、信息学、数学、工程学，这些学科与医学以及生物学之间具备较为紧密的联系，在很大程度上推动了医学领域的发展。在此过程中，生物医学工程的发展体系逐渐完善，成为越来越成熟的独立学科框架，产生了越来越丰富的研究成果。20 世纪 50 年代，产生了利用无线电波传输人体心电信号以及脑电信号的科学理论，并且产生了可行性较高的实施方法。随后，临床 B 超检查技术也逐渐形成并完善，医学工作者能够熟练地运用超声回波技术获取人体切面声像图信息。从 X 射线被提出到成功研制 X 射线计算机断层扫描装置，从磁共振被发现到其全面渗透到生物医学工程领域，在近些年的发展过程中，出现了越来越多先进的技术及设备，如手术机器人、人工器官、心脏起搏器等，这些研究成果与研究理论，无一不体现生物医学工程领域的发展速度。

　　随着生物医学工程学发展规模的逐步扩大，很多发达国家及其他发展实力相对较高的国家逐渐开始意识到发展该领域的重要性，纷纷投入进来，成立了较为完善的生物医学工程学学术组织，其中包括美国、日本、英国和德国等国家。1959 年在世界各国的努力下，国际医学和生物工程联合会正式成立。1979 年，我国也紧随其后成立了中国国家科委生物医学工程学科组。该组织运行期间，起到主要带头作用的是当时中国医学科学院院长黄家驷教授（中国科学院院士，著名胸心外科学专家）。1980 年，中国生物医学工程学会正式成立，并在 6 年后正式加入国际医学和生物工程联合会。不难看出，在生物医学工程科研这条道路上，世界各国都付出了较高程度的努力，也付出了很多心血。

现如今，以各国同行的研究成果作为指导，深入分析生物医学工程科研实战历程，理性探究生物医学工程的发展史，具有较高的现实意义。

一、生物医学工程学的定义

20世纪以来，在飞速发展的科学技术支撑下，各种医学技术出现了明显的进步甚至创新，如影像诊断技术、介入治疗技术、人体器官移植技术等，这些全新检测治疗技术的发展，对于医学领域发展的重要性不言而喻。这些技术既为很多疑难杂症的诊治提供了更多的可能性，也促进了医学领域的全新发展，为其提供新的发展方向。由此可见，生物医学工程学已经逐渐发展成为当代的主流医学学科之一，并对医学的发展形成了强大的推动作用。

生物医学工程学，从专业化视角可以被概括为：基于自然科学以及工程技术学理论，立足于工程学视角，探究人体结构、功能的一门学科。并且，在该学科中，可以更深层地观看到生命的现象，能够针对疾病的预防、诊断以及治疗形成相应的发展体系与发展技术。综合来看，该门学科具备较强的系统性、专业性以及技术性。在生物医学工程学研究领域中，涵盖丰富的学科门类，除基础性较强的生理学、生物学、化学等之外，也包括电子学、光学、材料学、机械学以及信息技术学等学科。目前，历经多年发展，生物医学工程学的领域逐渐扩大，并在以下领域呈现出明显的工程化发展趋势：包含但不限于脑科学和医疗技术、认知神经科学与技术、光生物学与技术、超声影像与诊断、人工器官和生物医用材料、生物信息与控制、干细胞研究、医学植入物研究、器官移植研究、基因工程、分子设计与纳米科学技术、医学物理等。

美国电气和电子工程师协会认为，生物医学工程学主要应用于解决生物学以及医学两大领域的问题，且遵循的主要理论基础为工程学原理。随着各种新型科学技术的飞速发展，如医学影像技术、人工智能技术等，生物医学工程学突破了传统的发展范畴，形成了完善的独立系统。生物医学工程的核心内涵主要体现在结合了生命科学的原理及手段，对人类的健康加以保护和促进。在美国电气和电子工程师协会看来，生物医学工程具备较强的交叉性、综合性以及独立性，存在的基础意义在于维护生命健康。

美国国家卫生研究院名词命名专家组认为，生物医学工程学应被定义为以物理学、化学、计算机学、工程学为发展基础，对生物学、卫生学、医学进行研究的一种手段。其认为，生物医学工程学具备较强的交叉性以及复杂性，对该领域的发展进行研究，能够促进人类社会的健康发展、安全发展。

在《生物医学工程简介》（*Introduction to Biomedical Engineering*）一文中，Bronzino 博士以及 Blanchard 博士对这一定义进行了进一步的细化以及完善，他们认为，生物医学工程学隶属于工程学，是以工程学以及生命科学为发展基础的交叉性学科分支。生物医学工程学的发展历程较复杂，其中包含着较丰富的发展环节。作为专业的生物医学工程领域工作者，必须要形成跨学科意识，能够熟练掌握并应用两个领域的知识，必须要熟练了解人体的构成以及功能，以便于在进行相关研究工作时能够达到良好的信息互动，突破与生命科学学家之间形成的交流壁垒与时空局限。

邓玉林主编的《生物医学工程学》（科学出版社，2007）中指出，生物医学工程学就是运用现代化的自然科学技术以及工程技术，对人体的结构、功能、生命现象进行研究的一门学科。这一学科存在的根本价值在于维护人体健康，促进卫生保健领域的发展。在肯定前人认为这一领域具备明显交叉性的基础上，指出该领域具备较强的层次性。

二、生物医学工程学的发展趋势

最早提出"生物医学工程学"这一概念的是德国著名的生理学家赫姆霍兹，其认为，生物医学工程学的发展基础为工程学，同时工程学也推动了生物学的发展。在医学与工程学发展过程中，均离不开以工程学作为主要支撑的测量仪器以及成像仪器。

可以看出，生物医学工程学的概念并不是固定的，而是随着时代以及医学领域的发展呈现出动态的变化趋势。但是，万变不离其宗，医学始终是生物医学工程的发展核心。在生物医学工程学发展的过程中，需要紧密关联医学的相关要素。工程学是在物理学、生物学以及化学的基础上所形成的应用技术科学。而生物医学工程学则是医学领域中的一大分支。医学与工程学之间紧密相连，两者高度融合。

生物医学工程学具备较强的交叉性，这一点是学术界所公认的。将生物医学工程学与生物学相互融合，使之形成一个完整的有机体，将其塑造为现代化工程科学体系具有较高的现实意义。从生物医学工程学视角来看，对生物体进行研究与探索，是当下社会发展过程中至关重要的一项任务。通过生物医学工程学，医学人员可以更好地把握生物体的组成要素以及动态行为，可以更加清晰地探究在不同条件下生物体所呈现出的发展规律。可以说，生物医学工程学是现代工程技术与生命科学的有机整合。尤其是生物医学工程学本身所针对的有机体，主要集中于人体，在对人体这一生命体进行全方位多角度研究的过程中，可以使人类更好地了解人体系统的功能以及生命现象，更好地见证生命的运动并把握其形成的规律，更加系统化地对生命进行认识。如此一来，在对疾病进行预防、诊断以及治疗的过程中，人类可以把握更加科学、更加先进的技术与手段，为人类个体生命以及群体生命的发展延续提供辅助。

世界卫生组织明确指出，现代医学呈现出创新化的发展趋势。综合来看，现代医学不应只局限在疾病这一范畴，而是应该做好突破与创新，要注重发展人的健康、延续人的生命。由此可见，生物医学工程学的发展趋势出现了明显的变动，由以往的被动性发展转化为主动性发展，有效突破了以往疾病的被动应对束缚，进化到对人体健康的主动引导。在1988年，法国以"21世纪的机遇和挑战"为主题，邀请了75位诺贝尔奖获得者进行会谈。在他们的联合宣言中，对医学进行了重新界定，认为医学不能只关乎于疾病，更应该关乎于健康，应具备更高的系统性与科学性。一位优秀的医生，不仅能够把病治好，更应该使人不生病。对于生物医学工程学来说，维护人体生命的健康是其发展的使命，而其整体概念的外延也并不固定，长期处于动态变化的范畴。

从本源发展视角来看，曾几何时，疾病是人类最恐惧的一种存在。随后，高等智慧生物体意识到自己不能过于被动，而应该主动迎战，于是诊断、治疗疾病的技术开始逐渐形成，并系统化地衍生成医学。在发展之初，大多数研究者会将注意力集中在高新技术的使用以及行业的专业发展中，导致医学的整体性被过度忽视。随后出现的分子基因诊断技术、治疗技术产生了丰富的成果，并呈现出精细化的发展趋势。综合来说，局部性的医学成果的确帮助人类解决了很多疾病方面的问题，但是对于医学自身的发展而言，也形成了较多的发展危机。

事实上，能够对局部病症造成影响的因素较多，除常见的行为、遗传之外，也包括性格。并且，研究过程中发现，很多疾病可以通过非局部行为处理，也可以通过整体系统化解决。韩启德院士曾提出，在现代医学发展的过程中，应注重展现还原论思想的内涵，要由表及里地了解生命、认识生命。但目前，我们对此进行的研究还远远不够，存在明显的局部性、分离性，并未形成系统化、综合化以及整体化的认识。综合来看，韩启德院士的这一理念可以被概括为"我们应该站在多角度视角，审视疾病以及生命健康"。

到 20 世纪 50 年代，人类疾病谱出现了巨大变化，人类的生命健康出现了新的威胁，也就是非传染性慢性疾病。在这一背景下，生物医学工程学进入新的发展环境，整体的发展速度逐渐加快。进入到 21 世纪以来，医学在时代背景的影响下，呈现出动态化的发展趋势，由以往的疾病诊断、治疗，逐渐扩散到个体生命的功能辨识以及调理。与此同时，也衍生出了新的研究方向——人类健康工程。

结合生物学的发展演化规律分析来看，处在不同层次上的生命体有不同的结构形态，而这些结构形态能够对其自身的功能产生直接的影响。假设个体功能状态出现退化，那么其自身的器官、组织、细胞也会出现明显的变化，甚至会呈现出病理性的重建。在量变-质变、渐变-突变的飞速转化下，个体会逐渐产生疾病，疾病会逐渐蔓延，直至个体生命结束。人体生命系统具备较高的自组织性，且具有丰富的功能。当人体产生疾病，生命系统会自动地对其形成应对以及修复机制。但是对于很多慢性病，机体的反应会相对较为迟钝。由此可见，对于各种不同种类的慢性疾病，在对其进行处理时，首要任务是要切断超负荷应激源，而后通过多种不同的手段对身心状态进行调整，不断强化人体系统的功能参数稳定性。在对非传染性慢性疾病的治疗与预防中，可以应用生物医学工程学，改善人体的健康情况，并强化其身体适应能力。

三、生物医学工程学的层次结构

1. 生命大系统

生物学家贝塔朗菲认为，一切生命体都是一个有机整体，是在时空上有限的具有复杂结构的一种自然整体。他把生命体看作是一个能保持动态稳定的系统，是与环境发生物质和能量交换的系统。在对生物医学工程学进行研究的过程中，首先要面对的一大问题便是人与自然环境之间的交流。

2. 组织器官子系统

由于疾病通常会具备特定的症状以及关注焦点，所以在对其进行分析和探究的过程中，往往会习惯于将特定的组织或器官以人为的方式"分离"出来。立足于生物医学工程学，这些研究包括但不限于生物传感器、系统在线监测、人工组织和器官。

3. 细胞分子层次

细胞可以看作是人体系统构成的重要基础元素。细胞与细胞之间的关系，是在对人体系统的微观层次进行探究时，需要关注的一大要点。在《数字人体的微观研究——量子人体》一文中，毕思文教授立足于量子层次学视角，深入分析了数字人体的系统化构成。研究过程中，毕教授参考了诸多生物医学工程学领域中的理论信息以及人体机理模型，包含但不限于量子人体态、量子人体的二次量子化、量子人体的散射、量子人体的微扰理论以及量子人体中的相位。

综上可知，人体具备较强的多层次性以及复杂性。并且，人体与自然之间会形成持续性的交流。在生物医学工程学领域对人体系统进行科学研究的过程中，必须将人体系统看作是一个完整的有机体，要对人体周围环境对于系统形成的影响进行深入的探究。著名的应用数学家诺伯特·维纳在对人体生命系统进行研究的过程中，指出了稳态这一概念。他认为在外部环境下，人体是可以维持稳定状态的系统化机构。在内外环境协同作用下，人体的健康状态会呈现出不同的情况。若人体系统的功能强大，那么其整体的健康状态便能够达到稳定。基于生物医学工程学分析来看，人体系统包含着较多不同层次的生命体，如细胞、组织、器官等。这些生命体的功能也会被整个人体系统的结构形态所影响。换言之，如若人体系统的整体功能出现转变，则容易导致疾病发生，也有可能导致疾病痊愈。

四、生物医学工程学的研究内容

客观来看，生物医学工程学是具有较强交叉性以及系统性的学科，其主要针对人体生命的健康。在学科研究过程中，融合了较多学科的知识范畴，如生物学、医学、工程学等。在多学科知识的巧妙交织下，形成了完整的有机体。在生物医学工程学科研过程中，主要的研究内容包含三点，分别为人类及其他生命体的现象、结构以及功能，可分为基础性研究与应用性研究。

1. 基础性研究

立足于医学，在以往的医学发展过程中，主要考虑的重点在于生命系统的健康运行，也会在一定程度上关注到生命的发展规律与生命领域的健康问题。在医学发展过程中，可以运用应用力学的原理以及方法，切实解决人体系统发展过程中存在的各种问题，如骨力学、呼吸力学、心血管流体力学、细胞力学等在医学研究中均有体现。近年来，随着生物医学工程学的发展，以及对细胞分子研究的不断拓展，力学生物学这一概念也被提出。在力学生物学研究过程中，主要的研究重点在于外界力学对于生物体所形成的刺激以及影响，同时也包括生物体在接收到外界力学信号后，所形成的响应状态与响应机制。对这一部分内容进行研究探索，使得研究人员获得更加丰富的预防理论、诊断理论与治疗理论。

立足于材料学，在生物医学工程学领域主要涉及的是生物材料学。生物材料可以被看作一种具有特殊功能的工具。这一器件可以被植入到人体系统，甚至能够实现与人体系统之间的有机结合。为了使之能够在人体系统中发挥出特定的医学功能，其需要具备较高的相容性。生物材料学的研究内容是随年代发展而变化的，整体可以被划分为三大阶段。

第 1 阶段，为 20 世纪 50～80 年代。这一阶段可以被看作生物材料的惰性阶段。简单来说，指的是在特定的生物体环境中，生物材料能够达到稳定的性能，在与各类生物体环境因素相联系的状态下，可能会产生微弱的化学反应，甚至不会发生化学反应，如陶瓷、合金及有机高分子材料等。这些材料主要应用于人工心脏瓣膜、人工关节、人工晶状体等，在生物医学工程学领域占有较高的地位。

第 2 阶段，为 20 世纪 80～90 年代。这一阶段可被称为生物材料的活性阶段。与惰性材料不同，活性材料在生物体中会与其中的组织与环境发生生化反应，且反应程度并不固定。例如，羟基磷灰石、生物玻璃都是比较常见的生物活性材料，这些材料多用于骨修复。

第 3 阶段，为 20 世纪 90 年代至今。这一阶段可以被称为生物材料的活化阶段，主要包括细胞活化材料、蛋白质活化材料与基因活化材料。在生物医学工程学领域，活化材料指的是立足于分子水平，对细胞进行刺激，使之能够呈现出增殖或分化的变化趋势，或者通过对特定蛋白质进行调节的方法，使之合成并进行基因表达，在潜移默化的环境中使得机体能够自愈，甚至是组织再生。

目前具有活化性质的生物材料并不在少数，并且很多生物材料也在具备这一特性的基础上衍生出复合性能。所以在研发过程中，需要立足于人类系统的整体，考虑到其所具备的复杂性，加强对新型材料的研发。同时，也要基于分子生物学、细胞生物学以及生物医学工程学，展开系统化、针对性的研究。

立足于组织工程学，在生物医学工程学的发展过程中，衍生出再生医学这一学科。再生医学的主要基础学科包括细胞生物学、分子生物学以及材料工程学等。基于生物医学工程领域的发展可知，在体外开发具有生物活性的组织或器官用于人体，能够在很大程度上维持、恢复和改善人体功能，而这一过程即为组织工程学主要研究内容。并且，组织工程学也可以被看作是现代生物医学工程发展过程中的重要转折点之一。

2. 应用性研究

相较于基础性研究，在生物医学工程学领域，应用性研究具有更高的价值与现实意义，也受到了更多的关注。生物医学工程学的应用性研究主要包含以下内容。

一是人工组织和器官。在生物医学工程学领域，对这一部分内容进行研究的范围相对较为广泛，要点也相对较多，如人体生理系统、人体器官、人体细胞的功能等，同时也融合了外科技术，并对有机高分子、陶瓷、特殊金属等材料进行了深入的研究，主要目的在于对组织和器官的功能形成有效的改善与延续，从而提高患者的生活质量，延长寿命。

二是生物传感器及生物微系统。这一研究内容，主要遵循的理论为系统论，主要目的在于促进生物传感器及生物微系统的智能化、仿生化发展。在其发展过程中，所包含的传感器与微系统相对较为丰富，如微制动器、微传感器、微光学系统、微流体系统等等。同时，在对这一部分进行研究的过程中，所使用的技术比较丰富，包括但不限于微制作技术、微电子技术与生物技术，可切实加强研究者对于人体生命活动的观察与调控，使之更好地了解人体生命活动的变化趋势。

三是生物系统建模与仿真。生物系统建模与仿真是生物医学工程学比较重要的研究内容与研究难点。主要应用计算机与数学领域的专业知识，对生物体在细胞、组织、器官以及整体等各层面的参数及其相互关系建立数学模型，研究生物系统运行的机制和状态。大多数研究者在开展相关研究工作时，应用了数学模型与图像图形分析技术，深入把握生物体在不同条件下呈现出的变化状态与运行机制。这一研究任务的开展，可切实深化研究者对于生物医学工程学的理解，掌握更加丰富的生命系统运行的理论基础。

四是生物医学信号检测与处理。在这一研究任务开展的过程中，主要应用的技术为计算机技术，主要使用的数据为生命系统在不同状态下所形成的生物信息。开展该项研究工作，对未来的医疗检测与诊断具有非常重要的促进作用。

五是医学成像系统与医学图像处理。医学成像主要的研究流程为由源到像，研究重点包括成像设备、成像机理与成像系统。医学图像处理主要的研究重点在于医学图像，通过分割、配准、识别、压缩以及重建医学图像的方式，深入把握其中的重点数据。在生物医学工程学领域，医学影像学的研究范围出现了拓展，逐渐将其与分子细胞生物学相整合，并衍生出新的研究体系，也就是分子影像学。分子影像学重点关注的领域为分子成像技术与分子探针技术。分子成像技术在生物医学工程领域具有较高的创新性，并且与传统药理学形成有效融合。

六是物理因子的生物效应。研究过程中，主要依据外界物理因子所形成的物理学理论，通过对生物体进行限定性刺激的方式，观察其所呈现出的动态变化，依据变化趋势，进一步判断物理因子与生命机体之间所产生的关联，以及物理因子所呈现出的作用机制、反馈机制，从而针对性地生成促进人体健康发展的合理策略。在生物医学工程学领域，使用物理因子对疾病进行诊断与治疗，已经形成了较为丰富的理论基础与研究成果，这些物理因子包括超声、放射线、电离辐射、磁、电以及激光等。

五、生物医学工程学的学科特点

第一，学科具备明显的交叉性。现如今，随着科学技术水平的不断提高，在生物医学工程学领域形成了诸多研究成果，但也产生了很多新的研究问题。在研究过程中，研究者需要明确生物医学工程学发展规律，并基于这一前提，获得更多的创新性研究路径。但客观分析来看，在传统生物医学工程学领域，所使用的研究手段相对较为落后单一，难以满足现代研究任务的开展。在这一前提下，研究者需要立足于客观性视角，探索新的研究思路，并适当地在研究工作中整合现代化信息技术、数学建模与统计方法，利用这些具有创新性的工具，更进一步地开展数据分析、数据整合与数据模拟。在这一过程中，生物医学工程学学科自身的前沿性与交叉性出现了明显的增强，甚至衍生出了新的学科——信息工程学。同样，在生物医学工程学研究计划的有效推动下，产生了与数学、化学、分子生物学相关的交叉学科——计算医学与计算生物学。纵观生物医学工程学的发展历程，生物医学工程学是具有一定的综合性与交叉性，以维护生命尊严为根本宗旨，以生命系统作为根本前提，以分支理论基础作为研究根本条件，在有效的学科融合和学科交叉过程中形成的具有综合性的全新学科体系。生物医学工程学几乎涵盖了所有工程技术学科与自然基础学科，在两大领域有效交织的状态下迸发出别样的火花。例如人工器官的研究与应用是生物医学工程学领域比较重要的一大研究热点，其涉及生理学、生物力学、生物材料与机电技术等，而另一大分支康复工程，则会涉及人机工程学、电子工程学、机械工程学、解剖学、生物力学等领域的知识。

第二，学科研究呈现明显的动态性发展特点。生物体本身可以被看作一个具有自组织能力的系统，在其内部包含不同的部分，各部分彼此之间紧密关联，可以构建成完整的有机体。结合生物体所经历的整个生命过程分析来看，其在运行过程中，会呈现出明显的规律性变化趋势。基于生物医学工程学视角，人体可以被看作一个整体，其所形成的生理过程也是系统化的状态变化。基于这一前提，在深入研究的过程中，出现了越来越多的新问题，研究者难以通过单一的学科知识对其进行处理，学科本身也呈现出明显的不适应性发展危机。总而言之，生物医学工程学会因生命系统的变化而产生动态化的发展状态，甚至会受相关联的学科发展影响。

六、生物医学工程学与医学工程科

在 20 世纪 50 年代，生物医学工程学开始在国际上逐渐显现，成为了一门全新的学科。随着材料学、电子学、工程力学等领域的全面发展，以及其与生物医学工程学领域的有效融合，在很大程度上推动了生物医学工程学的进一步发展。1959 年，世界各国组织成立了国际医学和生物工程联合会。在 20 世纪 70 年代，我国也跟紧跟其后，建立了与生物医学工程学有关的相应组织。如在 1977 年创建了中国协和医科大学生物医学工程专业，1978 年生物力学课程开始在中国大范围传授，1980 年正式召开全国性的生物力学会议，并于同年成立了中国生物医学工程学会。这些均表明我国对于生物医学工程学的关注度以及其发展历程。

生物医学工程学的核心发展主旨在于运用专业化和工程化的技术手段解决生命科学研究过程中存在的各种问题，切实达到医学诊断和治疗的相关要求。某种程度上，生物医学工程学是科学与技术的有效融合，是两者有效沟通的重要桥梁，工程师的设计与科学家所构建的科学原理，在生物医学工程学中进行了有效的交织。生物医学工程学的主要使命在于能够大大缩减科学与人之间形成的距离，并且由于该学科具备较强的融合性和交叉性，融合了较多学科的专业特点与专业方式，所以能够最大程度地让每一个生命有机体受益。

生物医学工程学的研究范畴在发展过程中逐步扩大，现已逐渐涵盖了生物材料学、人工智能学、康复工程学、组织工程学、心脏起搏与电生理学、血液净化工程学等多个不同的研究范畴，这些范畴虽独立存在，但也相互联系，且具备极为丰富的内容。例如在介入医学工程中，包含着影像学、生物材料、自动定位、远程医疗与遥控技术等内容。

作为具有生物医学工程专业背景的医学工程科工作人员，是连接生物医学工程技术和医院临床应用需求的重要桥梁。目前，在我国医学工程科人员主要负责医疗设备/医用耗材的计划、技术论证、采购、使用、维护和维修等工作，确保医疗设备安全且有效地满足临床应用的需求。经历40余年的发展，我国各大型三甲医院医学工程科的建设初见成效，普遍已经发展为集医疗器械全生命周期管理、教学和科研为一体的临床医技科室。

（一）医学工程科人员职能定位

早在20世纪70年代初，欧美等先进国家和地区就已经在医院，针对生物医学工程学成立了专门的部门，通常称为医学工程科/医学工程部并且为其计划制定了具体的任务。简单来说，医学工程部门的主要任务是确保临床使用的医疗设备具有较高的安全性、可靠性，能够为相关研究以及医疗工作的开展提供有效支撑。在许多欧美地区，医学工程部门并不是独立存在的，其与护理部门、医疗部门有着较为紧密的联系，形成了三足鼎立的局面。但结合我国发展现状分析来看，生物医学工程从业人员的工作范围相对较为局限，并且存在明显的被动性。但随着社会的不断发展及现代科学技术水平的不断提高，越来越多的高精尖医疗工程企业加大了技术以及设备的研发，促进了医学工程的现代化发展与综合化发展。在这一背景下，医学工程从业人员的工作职能出现了明显的变动。

1. 从业范围分析

从医学工程人员（以下简称"医工人员"）的从业范围来看：

（1）要加强医疗设备的计量管理。目前，随着我国对于医疗事业发展关注度的不断提高，以及科学技术水平的不断增强，在生物医学工程学的各个领域开始衍生出各种不同的高精尖技术以及医疗设备，并且这些医疗设备对于医学工程的发展会产生至关重要的影响。因此，医工人员需要结合计量管理的相关要求，对医疗设备加以有效管理，遵循计量化原则，对其进行定期的检定以及维护，通过这种方法为医务工作者提供有效的辅助，使之可以提高治疗水平与医疗质量，对人民的生命安全及身体健康形成有效的保护。因此，医工人员需要针对这一前提构建相应的检测制度与计量台账管理制度。

（2）要加强医学工程设备的安全性能测试。在生物医学工程学领域，会应用到大量的机械设备与仪器，若不能够正确使用与防护，不仅会造成较大的经济损失，也会伤害到患者及医护人员的人身安全。例如，需要着重检查进口设备所使用的电源标准，确保其符合我国国情，若不符合则应及时地调整，避免产生漏电问题；又如要着重调整设备的安全等级，在使用医疗设备时严格遵循相应的等级要求。在涉及心脏的手术过程中，会使用到 CF 型设备，而在此期间医工人员需要对设备的防电击安全等级进行检查，确保等级较高。除此之外，安装新的设备时，也要考虑到其是否会与其他设备之间产生干扰，若存在明显的干扰风险，则需要采取单独供电的方式。

（3）加强医院医疗设备的保养工作。进入到全新的市场经济模式后，生物医学工程学领域的研究工作也进入到新的发展环境。对于诸多医学工程人员来说，会接触到大量的先进医疗设备，而医疗设备也逐渐成为医院提高自身市场竞争力的重要条件。在越来越多新设备开始涌现的过程中，医学工程管理人员需构建完善的动态管理框架，并可融合现代化信息技术。医工人员在实施设备管理与设备维护工作时，应贯彻动静结合的思想。其中静态管理主要体现在管理设备的静止信息，如设备的价格、设备的参数、设备的技术资料等。利用这些资料，为生物医学工程学领域研究者提供有效的参考数据，并为后期的设备购置工作提供参考。动态管理主要体现在管理设备在有效生命周期中所呈现出的动态信息，如设备的使用、设备的消耗、设备的故障以及设备的维修等。为增强动态管理的有效性，医工人员需定期做好信息数据的采集工作，并建立相应的报表与报告，以综合分析和判断设备的运行状态并及时生成检查方案，避免在医疗及研究任务开展过程中产生突发事故，影响到工作的顺利开展。

（4）加强设备功能的临床与研究合理使用。在生物医学工程学领域，经常会出现一些新的技术或者新的设备，不论是在引进一种新技术还是在引进一台新设备时，往往因准备不充分或者理解不充分，会使其中的一些功能被埋没，设备的整体价值并未得到充分的展现，甚至一些比较常见的设备，如呼吸机、监护机，也会因研究人员未接受规范的操作培训，而导致操作不当，轻则引发设备故障，重则造成较大的生命财产风险。因此，在科研任务开展过程中，技术工程人员需要转变职能定位，不仅要关注技术的研发与创新，也要多多关注设备的实用性，加强与临床研究人员的沟通，才能够充分发挥临床工程师的作用，更多地为科研工作者提供专业可行的建议，使之能够正确使用设备技术，充分展现设备的研究功能。此外，在设备产生一些故障、安全隐患时，医工技术人员也应该立足于专业化视角，及时察觉并及时处理，避免造成较大的经济损失，潜移默化提高整体研究任务的经济效益与社会效益。

（5）充分展现社会资源的应用价值，加强社会资源与生物医学工程学科研任务之间的融合深度。生物医学工程学的研究具备较高的系统性，并且会涉及较为广泛的技术面以及专业面。在研究过程中，医工人员会面对各式各样的新设备、新技术、新理念，显然其并不能够切实理解所有的理念，不能熟练使用所有的技术或者设备。有些设备的售后服务价格较高，操作不当极易造成较大的经济损失。所以，在研究过程中，医工人员需要转化自身角色定位，基于日常研究多与社会相关机构形成稳定合作关系，巧妙引入社会资源，对理念进行解读，对技术进行传授，对设备进行维护。这样，既能够确保科学研究任务的稳定开展，避免影响研究进度，同时也能够对经济成本以及时间成本形成有效维护。

2. 从业格局转变分析

从医工人员的从业格局转变来看，在生物医学工程学的发展过程中，随着越来越多高精尖技术与设备的不断融合，生物医学工程学整体的发展地位在不断提高，甚至已成为巩固医学与工程学的重要黏合剂。所以，针对医工人员的从业格局，也出现了明显的变动。

（1）要关注到生物医学工程学定位与职能的重新界定。针对参与生物医学工程学学科建设的医工人员来说，需要规范其自身的名称与职责，以提高其在行业内的职位辨识度与工作效率。例如，应在生物医学工程学范围内统一不同部门、不同岗位的名称，简洁明了，规范管理，提高医工人员的从业意识。此外，针对医工人员的从业标准，也需要进行适当的调节，并构建相应的管理制度，使医学工程师能够有可以参考的框架。

（2）要强化专业人才的培养与专业团队的建设。人才是促使生物医学工程学领域研究项目持续性开展的重要因素。结合调查研究分析来看，在生物医学工程学发展过程中，存在人才素质不高、能力不足的问题，极易对工作质量和成果造成影响。因此，应积极主动转化医工人员的工作认识与从业态度，通过强化其自身专业能力的方式，转变其从业格局。一方面，要注重加强人才引进。比如可以与各地的医学高校以及职业院校建立合作关系，通过校企合作的方式，吸收优秀学生作为人才培养基础。同时，研究机构需要主动地联系相关院校，通过密切的沟通与交流，促使学校专业学科建设也能够逐渐贴合医学工程的发展，为自身的稳步前进提供充足支撑，也能够为相关专业的人才提供发展自己、展现自己的舞台。另一方面，要对现有人才进行积极主动的培养。对于处于管理层的医工人员，要注重强化其管理能力，同时也要使之了解更多的管理知识以及科研动态，从而强化自身的专业素养。对于一线医工人员，需要多开展职业培训活动、技术培训活动以及专业知识学习活动，使之能够及时了解生物医学工程学领域的新知识、新技术、新理念，并及时将其融合到日常工作以及科研工作中。必要时，还可以组织医工人员开展职业考核活动，并设定相应的奖惩机制。通过这种手段，为人才的发展提供积极辅助，在提升医工人员工作能力的同时，帮助他们进行更加清晰的职业规划，强化自身的综合素养，促进生物医学工程学事业的长远发展、持续发展。

（3）要促进医学工程管理模式的积极转变。作为临床质量管理以及生物医学工程学研究过程中的重要组成部分，医疗设备的质量管理工作至关重要。结合生物医学工程学研究现状来看，无论是医疗设备还是医疗技术，都已逐渐进入到全新的发展局面，呈现出明显的创新化发展趋势。医学工程部门在研究过程中，不仅要将注意力集中在研究成果的研发，也要对医疗设备进行重点关注，对其进行系统化的监督管理，严格监管各个阶段的医疗设备综合状态。如论证阶段、采购阶段、安装阶段、验收阶段、保养阶段以及维修阶段，基于宏观与微观多元视角推进设备的专业化管理与系统化运行。基于宏观视角，早在 2015 年我国便颁布了与医疗机械使用以及质量监督管理有关的文件，在《医疗器械使用质量监督管理办法》中，基于多元化视角构建了完善的设备质量管理规范与制度。在科研课题推进的过程中，医工人员需要对这一文件形成全面的理解与认识，也要达到深入解读严格遵守的标准；基于微观视角，在研究任务推进的过程中，医工人员需要依据上述办法，对具体的质量管理细则加以进一步优化，确保其与研究任务的开展之间具备较为紧密的联系。必要时，需引入数字化、网络化手段实施管理工作。在动态管理的状态下，确保医疗系统的全周期稳定运行。处在整个研究工作中的管理人员须充分发挥组织文化的积极作用，不断推动组织的稳定发展，不断加强研究任务的逐步深化，使得医工人员获得更加稳定的精神来源。除此之外，在研究任务开展过程中，医工人员要注重加强文化建设力度，要多学习、多交流、强化自身的自主学习精神与创新精神，能够在研究过程中融合新技术、新产业、新模式以及新业态，更好地跟随时代以及社会的发展步伐。总而言之，生物医学工程学作为一门交叉学科，暗含着极为浓郁的创新意味。在研究过程中，医工人员需要结合行业发展需求，有方向地进行自我调节、自我优化，转变从业格局，以良好的心态吸收专业知识，在理论实践融合的状态下不断强化自身的业务能力，拓展业务范围，充分展现医学工程的积极价值。

（二）医学工程从业人员开展科研课题的重要性

20世纪初，医学领域呈现出全新的发展局面，并产生了全新的研究课题：机体论与还原论。这一课题最终以生成一般系统论为结尾。虽然，在研究过程中，产生了较多的问题与障碍，但是对医学的发展仍具有较高的现实意义。目前，随着生物医学工程学的飞速发展以及科学技术水平的不断提高，机械还原论的优点也逐渐展现，在承认机械还原论优点的基础上，医工人员需要关注的另一大任务，就是要构建更加完善的方法论，以此作为整体科研工作开展的指导。立足于系统论思想，在研究任务开展的过程中，不仅要关注到低层次的事物，也要关注到高层次的事物，在系统与局部的多元视角下，引发不同的变化，使得整个有机体产生局部反应，或者是整体反应。而将这个有机体看作是人类生命系统，指的是在研究任务开展的过程中，不仅要关注到化学层次上的事物，更要关注到分子层次上的事物，甚至需要将目光转移到生命组织层次。生物医学工程学是一门具有较高系统性与交叉性的学科，其主要宗旨在于促进生命健康。无论是立足于学科基础理论发展，还是立足于工程技术的研发，研究者都需要从整体视角与动态视角进行研究。通过对人体系统的变化规律进行探索，分析生物医学工程学研究中存在的问题以及相应的解决方案，进一步增强生命系统的整体结合性。由此可见，在生物医学工程学领域开展科学研究具有重要的现实意义。

从系统分析的角度来看，对生物医学工程学的发展历史进行探究以及回顾，可以辅助相关领域人员进一步了解生物医学工程学领域的特点、发展规律以及发展趋势，使之在对人体系统进行研究时，可以顺利突破其中的一些复杂性难点，更进一步地掌握生物医学工程学的研究内容与研究方法，有利于相关研究的进一步推进。

第二章

科技论文选题及数据搜集

随着医学工程从业人员在医院职能的不断转变，大学附属医院或大型三甲医院医学工程人员的工作开始逐渐向科研型转变，即逐渐涉及带教、科研、创新以及医工信息融合等相关工作。但是，一些常规的工作如医院医疗设备评估、采购、出入库、质控、管理、维修等还是占据了大部分医学工程人员的时间和精力。本章将从科技论文的基本属性出发，针对医学工程从业人员的常规工作，谈一谈如何谋划科研选题以及如何对选题的创新性进行评价。

第一节　科技论文选题及创新性评价

一、科技论文的基本属性

科技论文作为科研成果的一种展现形式，其基本属性主要包含以下 4 个方面。

（1）创新性：创新性是科技论文的灵魂和价值所在，是衡量论文学术水平的重要标志，这就要求其在理论上有发展，在方法上有更新或者在结果上有突破。

（2）科学性：科学性是科学技术的重要属性，是科技论文写作的基本要求，即要求科技论文具有真实性、准确性、再现性和逻辑性。

（3）理论性：科技论文的理论性要求从一定的理论高度用科学的研究方法对所提出的科学见解或问题进行论证、分析或说明。

（4）逻辑性：主要是指科技论文要脉络清晰、结构严谨、前提完备、演算正确、符号规范、文字通顺、图表规范、推断合理、前呼后应、自成体系。

除了以上基本属性之外，科技论文还有几个重要的衍生属性，例如规范性以及"八股文"属性。

（5）规范性：对于一篇科技论文来说，关键是想解决什么科学问题，以这个科学问题作为基本主线，从提出问题，到分析问题、解决问题，环环相扣，通过充分的论点和论据组成了一个规范的、完整的链条，即：

研究的是什么问题？——引言

这个问题是怎么研究的？——材料和方法

解决了这个问题的哪些方面？——结果

这个问题的解决意味着什么？——讨论及结论

（6）"八股文"属性：尽管每个期刊的模板和风格略有不同，但可以更好地使读者以及审稿人产生配对感"共鸣"的一个好的论文结构，脱离不了"八股文"的特征。作者基本上需要"引经据典"、摆事实、讲道理来陈述自己的观点并揭示观察到的现象的内在机制，即通过"八股"来完美展现整篇文章的各个要素：

破题——题目，充分凝念；承题——摘要，点明概要；起讲——引言，提纲挈领；入手——提法，概述问题；起股——预备，准备条件；中股——过程，阐述步骤；后股——分析，阐明成果；束股——结论，总结展望。

对于科技论文"八股文"的属性，亦可以进一步理解为：

① 科技论文有固定的格式要求，一篇合格的科技论文，应该包含"八股文"的各个要素，做到逻辑清晰，数据严谨；

② 科技论文有专用的结构套路，相同类型的文章，结构套路基本相当，结构上不应该追求太多的创新，这亦表明可以参考目标期刊的格式要求进行同一类型科技论文的创作；

③ 在科技论文基本要求的基础上，各个期刊有其特定的格式要求、独特的风格样式，这就提示大家在完成论文的创作之后，按照目

标期刊的格式要求进行适当调整，从而让论文在主题和形式上都更符合目标期刊的要求。

二、医学工程科技论文选题

对科技论文基本属性有了一定的了解之后，接下来介绍医学工程领域的科研方向与基础选题。对于在医院医学工程科从事医疗器械管理人员来说，科研选题主要来源于学科前沿、日常工作、现有科研方向的拓展。

（一）学科前沿

从学科前沿选题主要关注政策法规、结合政策法规要求医院医疗器械管理方面的落地措施，以及行业专家关注的行业热点和焦点问题等方面。

1. 国家政策

国家政策引导行业发展，应该随时关注并及时了解国家政策变动，比如关注国家卫生健康委员会、国家药品监督管理局、科学技术部、工业和信息化部、发展和改革委员会等发布的相关政策，再结合当地政府/医院关于政策落地的应对实施方案进行科研选题。

近几年发布的关于医疗器械行业方面的政策主要集中在注册审批制度、唯一标识系统试点、监督与管理、带量采购及产业支持等五个方面。那么，作为医工人员，可以针对这些方向，结合自己医院的落地情况和采取的应对措施进行科研选题。同时，从医疗器械国产化的大环境要求，以及医疗器械国产化过程中的产、学、研、用等方面进行拓展性科研选题。

此外，怎么把政策研究转化为科研课题，可以从政策研究、政策解读、医院现状分析、医院对于政策落地的应对措施等角度展开。针对政策进行的科研选题，举例如下。

（1）政策研究：深化医改背景下我国医疗器械行业政策概述及未来展望；新政策下国产创新医疗器械的机遇与挑战。

（2）政策解读：《××医疗器械创新的实施意见》政策解读；创新医疗器械注册与专利申请利好政策解读。

（3）医院现状分析：探讨贵重医疗器械纳入医保报销对医院医保

费用影响分析；医疗器械唯一标识在医疗器械追溯监管中的重要作用。

（4）医院基于政策采取的应对措施：××地区各级医疗机构国产医疗器械配置利用政策现况分析；国产创新医疗设备应用示范研究；DRG/DIP付费（按疾病诊断相关分组付费/按病种分值付费）背景下医院医疗器械管理方式探讨。

2. 行业专家关注的行业热点和焦点问题

学科前沿，其往往是行业专家、学科带头人关注和讨论的热点。从这个角度上来说，可以关注各大主题论坛的专家讲课题目，尤其是中华医学会医学工程学分会/中国医师协会临床工程分会以及各地区医学会医学工程学分会等的年会的日程，从专家的讲课日程、论坛的主题设置、讨论对话环节的议题等获得科研选题的灵感。

此外，医学工程，最终目的还是为临床（医学行业）服务，那么作为医工人员，还可以从更大的范围去关注医学行业的发展，比如关注2022年中国医学发展大会的议程，从医学发展的角度去关注尚存的问题以及医工人员可以开展的一些科研工作，以解决临床问题为导向进行科研选题，这些问题及对应的解决方案就是很好的科研选题。基于目前的大会主题，如下例举一些核心关键词供选题参考：

医工融合、医疗器械全生命周期管理、智慧医院、医疗器械信息安全、医疗器械安全和质量控制、DRG/DIP付费、基于临床应用需求的医疗器械研发、医疗器械行业产学研联合发展、医疗器械价值评估、医用耗材精细化管理、信息化管理、卫生技术评估、卫生技术管理、物联网、真实世界数据研究、医疗器械临床应用评价，等等。

此外，在关注行业大会的同时，如若对某一问题的观点产生共鸣，建议及时在笔记本上记录下来。俗话说，好记性不如烂笔头，况且好的灵感往往就在那一瞬间。以笔者参加2022年浙江省医师协会临床工程学术大会来说，基于大会的议题及专家的观点解读，获得了如下的选题灵感，供读者参考：

① 智慧医院是目前大家普遍关注的议题，而智慧医院的建设离不开信息化、物联网等工具，在智慧医院的建设过程中，医工人员可以从哪些角度解决哪些科学问题，这些问题就不乏是很好的科研选题内容；此外，智慧医院的实施过程中，医疗器械，尤其是高精尖医疗器械的信息安全研究，对应保障患者信息安全、诊疗信息安全的相关对

策的研究和落地,这对于医工人员来说也是很好的科研选题内容。

② DRG 付费全面执行过程中,医院管理人员、医保的专家、临床的专家以及设备科管理人员都在讨论应对措施,最后大家发现对单病种医疗费用的管控对策研究,主要在于对耗材/药品的费用的管控。那么,对于医工人员来说,医用耗材精细化管理对策的研究,是不是能为医院在 DRG 付费实施过程中,保障医院的经济效益做一些贡献?换句话说,DRG 付费背景下,医院医用耗材的精细化管理策略的研究就可作为科研课题。

③ 医疗设备/医用耗材的价值医疗的应用研究,新型医疗设备/医用耗材的评价与管理的研究,确保该新型医疗设备/医用耗材的安全、有效、经济、实用性的研究,也是目前的主流研究方向。

④ 结合临床需求以及"卡脖子"技术的产、学、研、用的相关研究,比如应急医疗设备、医学影像装备、医用光电诊疗装备、放射治疗设备、手术和 ICU(重症监护病房)装备、有源植入装置、医疗机器人、"卡脖子"部件/材料、骨科材料、心血管材料、口腔材料、神经材料、创面/软组织材料、组织工程、体外诊断设备与试剂。

⑤ 其他的热门话题,比如人口老龄化应对的主动健康场景及可穿戴医疗设备的创新研究(人工智能);适应新的就医模式的新兴医疗器械产品,比如数字疗法产品的研发与临床应用研究;等等。关注这些热门话题,同时思考作为医学工程从业人员,可以做哪些"工作"推进这些产品的临床应用,这些"工作"就可以作为科研选题的方向。

3. 关注行业主流期刊选题

学科前沿往往是行业内知名期刊关注的热点,关注行业内主流学术期刊的约稿方向、栏目设置及热点选题,常常能获得比较好的选题灵感。比如,关注目标期刊的栏目设置、约稿函、常发表稿件的类型;医疗器械领域产学研研究课题;生物医学工程学科领域的科学问题研究;医学与工程融合领域的关键问题解决方案以及主流新技术在生物医学工程领域的应用研究;等等。将上述内容与自己的科研兴趣或者科研方向结合起来,也能获得比较好的科研选题。

(二)日常工作

医工人员从日常工作方面选题,即在医疗器械管理的全生命周期中，通过使用哪些技术、应用哪些方法、使用哪些工具，使管理工作更精细、流程更加合理，从而更符合医院高质量发展的要求。

1. 医疗器械全生命周期管理规范

医疗器械种类繁多，犹如千军万马，身为主帅的医疗器械管理者必须熟读"兵书"，运筹帷幄，方能对医疗器械全生命周期管理手到擒来。作为能谋善断的医疗器械管理者，医疗器械管理相关政策无异于驭兵宝典，治军铁律。然而，相关政策不知凡几，来源多不胜数，重点千差万别。身为医疗器械的管理者，如只知其一，不知其二，处置时难免有失偏颇；攻其一点，不及其余，则认知不全，有失将帅风范。只有对最终目标了然于胸，对过程知微知彰，方算通达。有关医疗器械全生命周期管理的规范文件汇总见表 2-1。

表 2-1 医疗器械全生命周期管理规范文件汇总

医疗器械产品全生命周期		规范文件名称	实施时间
上市前	研制	《医疗器械标准管理办法》	2017.07.01
	命名	《医疗器械通用名称命名规则》	2016.04.01
	分类	《医疗器械分类规则》	2016.01.01
		《医疗器械分类目录》	2018.08.01
	临床试验	《医疗器械临床试验质量管理规范》	2022.05.01
	注册	《医疗器械注册与备案管理办法》	2021.10.01
		《医疗器械说明书和标签管理规定》	2014.10.01
		《医疗器械生产监督管理办法》	2022.05.01
	生产	《医疗器械生产质量管理规范》	2015.03.01
上市后	经营	《医疗器械经营监督管理办法》	2022.05.01
	采购	《中华人民共和国政府采购法实施条例》	2015.03.01
		《中华人民共和国招标投标法实施条例》	2012.02.01
		《中华人民共和国政府采购法实施条例》	2015.03.01
		《国家卫生计生委政府采购管理暂行办法》	2018.07.19
		《政府采购货物和服务招标投标管理办法》	2017.10.01
	广告	《药品、医疗器械、保健食品、特殊医学用途配方食品广告审查管理暂行办法》	2020.03.01
	标识	《医疗器械唯一标识系统规则》	2019.10.01
	质量管理	《医疗器械监督管理条例》	2021.06.01
		《医疗器械使用质量监督管理办法》	2016.02.01
		《医疗器械质量管理体系用于法规的要求》	2017.05.01

医疗器械产品 全生命周期		规范文件名称	实施时间
	监测	《医疗器械质量抽查检验管理办法》 《医疗器械不良事件监测和再评价管理办法》	2020.03.10 2019.01.01
	召回	《医疗器械召回管理办法》	2017.05.01
	飞行检查	《药品医疗器械飞行检查办法》	2015.09.01

（1）《医疗器械标准管理办法》

施行时间：2017.07.01

发布机构：国家食品药品监督管理总局

主要内容：明确医疗器械标准的分类依据及种类，即按照其效力，分为强制性标准和推荐性标准；按照其规范对象，分为基础标准、方法标准、管理标准和产品标准；对保障人体健康和生命安全的技术要求，应当制定为医疗器械强制性国家标准和强制性行业标准；对满足基础通用、与强制性标准配套、对医疗器械产业起引领作用等需要的技术要求，可以制定为医疗器械推荐性国家标准和推荐性行业标准；明确医疗器械标准制修订的程序，标准立项、起草、征求意见、技术审查、批准发布、复审和废止等各环节要求，确保标准质量；建立标准复审制度；强调强制性标准在医疗器械监管中的地位，明确了医疗器械推荐性标准和产品技术要求的实施和监督要求；明确各单位和个人有权向食品药品监督管理部门举报或者反映违反强制性标准以及经注册或备案的产品技术要求的行为；加大了医疗器械国家标准、行业标准的公开力度，加强了国际标准的转化，鼓励依法成立的社会团体制定发布团体标准。

（2）《医疗器械通用名称命名规则》

施行时间：2016.04.01

发布机构：国家食品药品监督管理总局

主要内容：首部针对医疗器械通用名称命名的法规性文件，是规范指导通用名称的纲领和基本原则。适用范围是在我国上市销售、使用的医疗器械产品，规范的对象是医疗器械通用名称；明确了医疗器械通用名称命名遵循的原则，应当合法、科学、明确、真实，应当使用中文，并符合国家语言文字规范；明确了通用名称的内容要求和组成结构，具有相同或者相似的预期目的、共同技术的同品种医疗器械应当使用相同的通用名称；明确了通用名称的禁止性内容；明确了与通用名称相关的其他内容，医疗器械通用名称不得作为商标注册；按照医疗器械管理的体外诊断试剂的命名依照总局第 5 号令的有关规定执行。

（3）《医疗器械分类规则》

实施时间：2016.01.01

发布机构：国家食品药品监督管理总局

主要内容：该规则在 2000 年国家食品药品监督管理总局发布的《医疗器械分类规则》基础上，对部分条款和分类判定表进行了细化完善。修订后共有正文 10 条和 1 个附件"医疗器械分类判定表"，体例结构与 2000 年发布的《医疗器械分类规则》一致，主要修改的内容包括：将医疗器械"注册类别"改为"管理类别"，以明确管理类别不仅为注册服务，也涉及生产、监管等方面；明确表述了对医疗器械基于风险程度进行分类，医疗器械风险程度应当根据医疗器械的预期目的，通过结构特征、使用形式、使用状态、是否接触人体等因素综合判定；对相关分类情形进行了修改、补充和完善，如增加了"植入器械""独立软件"等医疗器械使用形式；对判定原则进行了细化、补充和完善，列出十二项特别分类原则，如增加了器械包类产品、药械组合产品、无菌形式提供的医疗器械、用于某种疾病治疗的医疗器械等产品应当遵循的特别分类原则；对用语、释义等进行了修订；明确了根据医疗器械生产、经营、使用情况，及时对医疗器械的风险变化进行分析、评价，对医疗器械分类目录进行调整；明确提出国家食品药品监督管理总局可以组织医疗器械分类专家委员会制定、调整医疗器械分类目录；明确了体外诊断试剂按照有关规定进行分类；明确了医疗器械的分类适用分类判定表，具有特殊情形的同时适用相应的特别分类原则，根据正文修改内容对附件的分类判定表进行了相应调整。

（4）《医疗器械分类目录》（以下简称《分类目录》）

实施时间：2018.08.01

发布机构：国家食品药品监督管理总局

主要内容：按照医疗器械技术专业和临床使用特点分为 22 个子目录，子目录由一级产品类别、二级产品类别、产品描述、预期用途、品名举例和管理类别组成。判定产品类别时，应当根据产品的实际情况，结合《分类目录》中产品描述、预期用途和品名举例进行综合判定。2022 年 3 月 22 日，国家药品监督管理局发布《关于调整〈医疗器械分类目录》部分内容的公告（2022 年第 30 号）》，对 27 类医疗器械涉及《医疗器械分类目录》内容进行调整，具体调整内容以附件的形式给出。

（5）《医疗器械临床试验质量管理规范》

实施时间：2022.05.01

发布机构：国家药品监督管理局、国家卫生健康委员会

主要内容：该规范共 9 章 66 条，明确了伦理委员会、医疗器械临床试验机构、研究者、申办者的职责和要求，涵盖医疗器械临床试验全过程，包括医疗器械临床试验的方案设计、实施、监查、稽查、检查，数据的采集、记录、保存、分析、总结和报告等。要求加强对医疗器械临床试验的管理，维护受试者权益和安全，保证医疗器械临床试验过程规范，结果真实、准确、完整和可追溯。

（6）《医疗器械注册与备案管理办法》

实施时间：2021.10.01

发布机构：国家市场监督管理总局

主要内容：针对医疗器械注册及备案，从产品研制、临床评价、注册体系核查等方面进行了明确。明确指出，医疗器械注册申请人、备案人应当加强医疗器械全生命周期质量管理，对研制、生产、经营、使用全过程中医疗器械的安全性、有效性和质量可控性依法承担责任。针对特殊注册程序，对创新产品注册程序、优先注册程序、应急注册程序进行诠释说明，明确申请人进行特殊医疗器械注册程序时需要满足的要求与条件，逐步完善了医疗器械注册与备案方面的规章制度。此外，明确适用优先注册的三种情况。除了优先注册，针对变更注册与延续注册的医疗器械产品，强调注册人应当主动开展医疗器械上市后研究，对医疗器械的安全性、有效性和质量可控性进行进一步确认，加强对已上市医疗器械的持续管理。

（7）《医疗器械说明书和标签管理规定》

实施时间：2014.10.01

发布机构：国家食品药品监督管理总局

主要内容：医疗器械说明书是指由医疗器械注册人或者备案人制作，随产品提供给用户，涵盖该产品安全有效的基本信息，用以指导正确安装、调试、操作、使用、维护、保养的技术文件。医疗器械标

签是指在医疗器械或者其包装上附有的用于识别产品特征和标明安全警示等信息的文字说明及图形、符号。为规范医疗器械说明书和标签，保证医疗器械使用的安全，根据《医疗器械监督管理条例》，国家食品药品监督管理总局局务会议审议通过，制定并下发了《医疗器械说明书和标签管理规定》（国家食品药品监督管理总局令第 6 号）。凡在中华人民共和国境内销售、使用的医疗器械，应当按照本规定要求附有说明书和标签。医疗器械说明书和标签的内容应当科学、真实、完整、准确，并与产品特性相一致。

（8）《医疗器械生产监督管理办法》

实施时间：2022.05.01

发布机构：国家市场监督管理总局

主要内容：为加强医疗器械生产监督管理，规范医疗器械生产活动，保证医疗器械安全、有效，根据《医疗器械监督管理条例》制定本办法。严格贯彻落实"四个最严"要求，落实《医疗器械监督管理条例》规定，全面落实医疗器械注册人备案人制度，优化行政许可办理流程，强化监督检查措施，完善监督检查手段，夯实企业主体责任，并进一步加大对违法行为的处罚力度。强化质量安全风险管控。结合监管工作实际进一步细化完善了医疗器械生产经营分级管理及风险控制、有因检查要求。强化质量安全风险把控，分类明确生产经营监督检查的重点，对为医疗器械注册人、备案人和经营企业专门提供运输、贮存服务的企业明确质量责任和管理方面的要求。同时，明确药品监管部门应当根据监督检查、产品抽检、不良事件监测、投诉举报、行政处罚等情况，定期开展风险会商研判，做好医疗器械质量安全隐患排查和防控处置工作。

（9）《医疗器械生产质量管理规范》

实施时间：2015.03.01

发布机构：国家食品药品监督管理总局

主要内容：共 13 章 84 条，要求医疗器械生产企业按照该规范建立健全质量管理体系，并规定了机构与人员、厂房与设施、设备、文件管理、设计开发、采购、生产管理、质量控制、销售和售后、不合格品控制、不良事件监测、分析和改进等方面的内容。

（10）《医疗器械经营监督管理办法》

实施时间：2022.05.01

发布机构：国家市场监督管理总局

主要内容：从事医疗器械经营活动，应当遵守法律、法规、规章、强制性标准和医疗器械经营质量管理规范要求，保证医疗器械经营过程信息真实、准确、完整和可追溯。按照医疗器械风险程度对医疗器械实施分类管理：经营第三类医疗器械实行许可管理，经营第二类医疗器械实行备案管理，经营第一类医疗器不需要许可和备案。国家药品监督管理局主管全国医疗器械经营监督管理工作，省、自治区、直辖市药品监督管理部门负责本行政区域的医疗器械经营监督管理工作，设区的市级、县级负责药品监督管理的部门负责本行政区域的医疗器械经营监督管理工作。药品监督管理部门依法及时公开医疗器械经营许可、备案等信息以及监督检查、行政处罚的结果，方便公众查询，接受社会监督。

（11）《中华人民共和国政府采购法实施条例》

实施时间：2015.03.01

发布机构：国务院

主要内容：强化了政府采购的源头管理和结果管理；着力提高政府采购透明度，强化社会监督，将公开透明原则贯穿采购活动全过程，对发布政府采购项目信息，公开采购项目预算金额，公告中标成交结果、采购合同、投诉处理结果等各个关键环节，均作了具体规定；明确政府采购服务包括政府自身需要的服务和政府向社会公众提供的公共服务，政府应当就公共服务项目采购需求征求社会公众意见，验收时应当邀请服务对象参与并出具意见，验收结果向社会公告；规定要通过制定采购需求标准、预留采购份额、价格评审优惠、优先采购等具体措施落实政府采购政策，实现国家的经济和社会发展政策目标；对政府采购评审专家的入库、抽取、评审、处罚、退出等环节作了全面规定；进一步细化了采购人、采购代理机构、供应商等主体的违法情形及法律责任，明确规定给予限期改正、警告、罚款等行政处罚，同时对直接负责的主管人员和其他直接责任人员也要追究法律责任。

（12）《中华人民共和国招标投标法实施条例》

实施时间：2012.02.01

发布机构：国务院

主要内容：明确了应当公开招标的项目范围；明确细化了防止虚假招标的规定；明确提出禁止在招标结束后违反招标文件的规定和中标人的投标承诺订立合同，防止招标人与中标人串通搞权钱交易；完善了防止和严惩串通投标、弄虚作假骗取中标行为的规定。

（13）《中华人民共和国政府采购法实施条例》

实施时间：2015.03.01

发布机构：国务院

主要内容：对政府采购当事人、采购方式、采购程序、采购合同等进行了明确的阐述，同时，对质疑和投诉、监督和检查、法律责任等进行了明确的规定。

（14）《国家卫生健康委员会政府采购管理暂行办法》

实施时间：2018.07.19

发布机构：国家卫生健康委员会

主要内容：对政府采购管理职责、政府采购预算和计划管理、政府采购组织形式、政府采购方式及适用条件、政府采购程序和要求、政府采购方式变更管理、政府采购合同与执行管理、监督检查等进行规范。

（15）《政府采购货物和服务招标投标管理办法》

实施时间：2017.10.01

发布机构：财政部

主要内容：由总则、招标、投标、开标、评标、中标和合同、法律责任、附则等7章、共88条内容组成。按照政府采购货物、服务操作流程，对招标、投标、开标评标、中标和合同以及法律责任等分章作了规定；明确采购人主体责任，强化权责对等；坚持问题导向，完善监管措施；落实"放管服"改革要求，降低制度性交易成本；针对政府采购实践中质次价高、恶性竞争、效率低下等问题，87号令从制度设计和执行机制上规定了相关解决措施；根据政府采购法及其实施条例的有关规定，对政府采购各方的法律责任进一步作了明确细化和补充完善。

（16）《药品、医疗器械、保健食品、特殊医学用途配方食品广告审查管理暂行办法》

实施时间：2020.03.01

发布机构：国家市场监督管理总局

发布内容：办法共34条，对"三品一械"广告审查的立法依据、适用范围、主管部门、内容标准、审查程序、发布要求、法律责任等作了系统全面的规定。明确"三品一械"广告审查管理机构职能与分工；严格"三品一械"广告审查标准；明确并精简"三品一械"广告应当显著标明的内容；压缩申请证明材料；延长"三品一械"广告批准文号有效期；推行全流程网上办理；统一"三品一械"广告审查程序等内容；进一步明确"三品一械"广告公开时间、途径及内容。

（17）《医疗器械唯一标识系统规则》

实施时间：2019.10.01

发布机构：国家药品监督管理局

主要内容：共18条，明确了医疗器械唯一标识（unique device identification，UDI）系统建设的目的、适用对象、建设原则、各方职责和有关要求；明确了唯一标识的制定原则、组成结构、创建主体，以及对发码机构的要求；规定了UDI载体的形式、创建主体以及相关要求；规定了建设UDI数据库的责任主体和数据提交要求；对相关术语进行了解释，明确了实施时间的要求。

（18）《医疗器械监督管理条例》

实施时间：2021.06.01

发布机构：国务院

主要内容：2021年3月18日，新修订《医疗器械监督管理条例》发布，我国医疗器械行业监管法规完成第二次全面修订。新修订《医疗器械监督管理条例》共8章107条，与原条例相比新增27条、修改70条，分为总则、医疗器械产品注册与备案、医疗器械生产、医疗器械经营与使用、不良事件的处理与医疗器械的召回、监督检查、法律责任和附则。新修订《医疗器械监督管理条例》落实"四个最严"要求，适应近年来医疗器械产业发展新形势，巩固医疗器械审评审批制度改革和"放管服"改革成果，从制度层面促进医疗器械技术创新，鼓励产业创新发展。新修订条例加大对违法违规行为的处罚力度，为健全医疗器械监管法规制度体系夯基垒石、立柱架梁，为巩固医疗器械审评审批制度改革和药品监管体制改革成果提供了法治保障。

（19）《医疗器械使用质量监督管理办法》

实施时间：2016.02.01

发布机构：国家食品药品监督管理总局

主要内容：共 6 章 35 条。对《医疗器械监督管理条例》规定的进货查验、信息记录、贮存运输、质量检查、维护保养等使用环节质量管理义务作了细化和补充完善。明确了医疗器械采购、验收、贮存、使用、维护、转让等与使用质量密切相关的各个环节的管理规定，要求医疗器械使用单位建立覆盖质量管理全过程的医疗器械使用管理制度，并每年对质量管理工作进行全面自查。

（20）《医疗器械　质量管理体系　用于法规的要求》（YY/T 0287—2017）

实施时间：2017.05.01

发布机构：国家食品药品监督管理总局

主要内容：进一步突出以法规为主线，更加强调贯彻法规要求的重要性和必要性，提高了法规与标准的相容性；明确了质量管理体系的标准适用于医疗器械全生命周期产业链各阶段的医疗器械组织，进一步保证了医疗器械全生命周期各阶段的安全有效；加强了基于风险分析和风险管理的新要求；对医疗器械供应链和采购提出了新要求；同时还补充了医疗器械上市后监督、改进的新要求。

（21）《医疗器械质量抽查检验管理办法》

实施时间：2020.03.10

发布机构：国家药品监督管理局

主要内容：共 7 章 47 条，包括总则、计划方案、检查抽样、检验管理和报告送达、复检处置、监督管理和附则。国家药监局和省级药监部门应当在每年第一季度制定年度医疗器械质量抽查检验计划，按照目标明确、重点突出、统筹兼顾的要求安排医疗器械质量抽查检验工作。国家药监局组织建立国家医疗器械质量抽查检验信息化管理系统，药监部门应当充分利用此系统中的数据开展汇总分析，及时发现医疗器械安全系统性风险，及时消除区域性医疗器械安全隐患。

（22）《医疗器械不良事件监测和再评价管理办法》

实施时间：2019.01.01

发布机构：国家市场监督管理总局、国家卫生健康委员会

主要内容：明确了医疗器械上市许可持有人的主体责任；完善了

不良事件监测制度,强化持有人直接报告不良事件的义务;强化了风险控制要求,规定持有人在监测中发现产品存在可能危及人体健康和生命安全的不合理风险时,应当采取停止生产、实施召回、修改说明书等相应措施,并及时公布与用械安全相关的风险及处置情况;建立了重点监测制度,明确省级以上药品监管部门可以指定具备一定条件的单位作为监测哨点,主动收集重点监测品种监测数据;完善了再评价制度,明确持有人主动开展再评价的主体责任;强化了监督检查,严厉查处不履行直接报告责任的违法行为。

(23)《医疗器械召回管理办法》

实施时间:2017.05.01

发布机构:国家食品药品监督管理总局

主要内容:落实医疗器械召回的责任主体;明确存在缺陷的医疗器械产品范围;强化医疗器械召回信息公开的要求;进一步强化食品药品监管部门的监管责任。

(24)《药品医疗器械飞行检查办法》

实施时间:2015.09.01

发布机构:国家食品药品监督管理总局

主要内容:将药品和医疗器械研制、生产、经营和使用全过程纳入飞行检查的范围,突出飞行检查的依法、独立、客观、公正,以问题为导向,以风险管控为核心,按照"启得快、办得顺、查得严、处得快、罚得准"的要求,详细规定了启动、检查、处理等相关工作程序,明确各方责任和义务,提升飞行检查的科学性、有效性和权威性。

2. 基于医疗器械全生命周期管理的选题方向举例

医学工程人员可以从医疗器械的全生命周期管理的 14 个环节,即设计、研发、需求、计划、评估、采购、安装、验收、培训、应用、计量、质控、维修、退役进行科研选题。例如,医疗器械研发和改进,医疗器械卫生技术评估,医疗器械临床研究方案,医疗器械成本效益分析,医疗设备质控、维修,医疗设备报废后处理/效益分析等。

针对医疗设备设计、研发、临床应用,可以进行如下方向的科研选题:××医疗设备的创新性研发与验证(试验验证/临床验证),××医疗设备的改进和应用,××医疗设备/医用耗材的卫生技术评估(安全性、有效性和实用性评价),基于真实世界数据的××医疗设备/医用耗材应用评价（安全、有效、经济性评价研究）等。同时，在目前大"医""工"时代背景下，越来越多的医学工程从业人员参与到医疗设备的临床应用过程中，从而科研选题也可以对应向创新型医疗设备的临床应用领域拓展。

医疗设备的安全保障是医疗设备管理人员的主要工作也是重点工作。那么，医疗设备安全保障的策略和方法研究，也是医疗设备管理人员科研选题的主要方向。比如，根据各项法规条例的质控要求，医院对医疗设备管理的落实方案及实施效果研究，根据大型医用设备购置要求，开展使用评价研究（包括使用率、社会效益、成本效益分析等），生命支持类、急救类、辐射类、灭菌类等医用设备的使用保障方案以及计量、质量控制方案研究等，都是很好的科研选题来源。

此外，目前各大医院都在推行精细化管理。那么，基于医疗器械的全生命周期的精细化管理，使用哪些新技术、新方法的管理可以实现医疗器械的临床应用价值、社会效应和经济效应的最大化，从而实现医疗器械的精细化管理？即医疗设备/医用耗材新的管理方法及实施效果的研究，也可以作为医学工程人员科研选题的来源。

这几年来，国家持续不断地在医用耗材管理领域进行政策的更新和迭代。那么，针对医用耗材的全生命周期管理，也是医疗器械管理人员科研选题的主要来源。比如，医用耗材采购政策的解读，医用耗材采购管理手段及应用，医用耗材精细化物流管理、信息化管理的应用研究等。

科研选题讲究创新性。所以，谋划科研选题时，一定要抓热点并且抓"新"。

抓热点，即与热点挂钩，比如当下的政策（集采、阳光采购、零加成、两票制、DRG付费等），采用不同的政策、不同种类的耗材、不同的管理手段（科研管理/信息化管理）进行不同的组合，即可形成不同的科研选题论文。热点从哪里来？这又回到本章前面提到的，即时刻关注并及时解读国家政策变动，关注各大主题论坛的专家讲课题目，尤其是中华医学会医学工程学分会/中国医师协会临床工程分会以及各地区医学会医学工程学分会、生物医学工程学会等年会的日程和议题。

（三）现有研究工作的拓展

科研选题还来源于对现有工作的拓展，比如在现有的研究中发现新的问题，从权威文献阅读中发现新的问题，如果你的这些问题能很好地弥补权威文献的不足之处，那么它们就是很好的一个选题。对于从科研文献阅读中去获得选题灵感，这就要求大家在阅读文献的时候，持怀疑的态度，是否可以通过对你发现的问题进行研究，对经典方法有所提升和改善，对现有研究结果有所突破。如果你的回答是肯定的，那么这些问题即是一个很好的科研课题。

总的来说，对于医疗器械管理人员的科研选题，主要包含如下方面：医疗器械/医用耗材政策研究及应对措施；基于临床需求的医疗器械产、学、研、用的相关研究；智慧医院建设及建设过程中的各项问题解决方案研究；基于价值的医疗器械临床应用研究；医疗设备全生命周期管理的研究；医用耗材全生命周期管理的研究；适应大环境背景的创新发展研究；现有研究的纵横拓展；焦点及难点问题的突破方案；人口老龄化应对之主动健康的相关研究；等等。

科研选题要形成科研方案、科研课题并进行科研论文发表，那么它的创新性、实用性和科学性等是必要的前提条件。接下来，我们一起来探讨如何进行选题的评价。

三、文章选题创新性的评价

完成选题之后，首先要做的工作是什么呢？当然是判断选题的学术创新性了。

作为作者，评价选题的创新性较难，可以把拟定的科研选题的关键词/题目输入到各文献检索网站，找出与自己研究主题相关的文献，如果显示现有的研究很少，则表明选题新颖，关注度不高，成果较少，再将你的选题与这些文献进行比较，客观分析。

客观分析包括以下几个方面：首次发现、首次理论改造或者首次提出新的观点；研究结果较已有成果更进一步，并且具有合理性和可重复性；研究结果是对已有的实验、理论或者观察现象的延伸；研究结果是已有理论在实际应用方面的进展；对研究课题有了更进一步的认识；参考国内外最新研究进展文献，自己的研究获得了新的成果。

科研选题的实用性（临床价值）、科学性评价，首先要考虑选题是否有意义，如是否会显著提升医疗活动的质量/效率，是否能提升社会效益和诊疗效果，是否增加患者满意度，是否提升民众生活质量。此外，在进行科研课题的时候，还要考虑到现实情况，是否能用现有的数据、研究方法、客观条件开展，即研究的可行性。如果某一个环节选择了否，那么就应该及时调整科研选题的方向和思路。

第二节　医疗器械临床应用科研设计思路概述

医疗器械是指直接或者间接用于人体的仪器、设备、器具、体外诊断试剂及校准物、材料以及其他类似或者相关的物品，包括所需要的计算机软件。医疗器械包括医疗设备和医用耗材，其目的是：疾病的诊断、预防、监护、治疗或者缓解；损伤的诊断、监护、治疗、缓解或者功能补偿；生理结构或者生理过程的检验、替代、调节或者支持；生命的支持或者维持；妊娠控制；通过对来自人体的样本进行检查，为医疗或者诊断目的提供信息。

医疗器械涉及的面很大，也很广，作为医务工作者，几乎人人都要与医疗器械打交道，但如何利用或针对医疗器械开展科研工作，仍有很多人感到困惑。本节将以一款新型的骨骼影像设备——EOS 全身骨骼三维建模成像系统的临床应用作为范例，来阐述科研设计的思路。

医疗器械临床应用科研设计的第一步，需要了解该医疗器械的基本情况，熟悉其主要特点。EOS 全身骨骼三维建模成像系统是基于获诺贝尔物理学奖的气体粒子探测器——多丝正比室，拥有正侧位两套球管和探测器组成的线性扫描成像系统。其主要特点是：可在受检者负重位情况下行超低放射剂量 X 射线扫描，全身扫描可在 20s 内完成，一个患者所占用的全部检查时间仅需 4min；系统扫描所得为 1∶1 图像，无需拼接，可消除影像放大率失真；在保证图像质量的情况下，同时获得全身正位图和侧图；通过 sterEOS 2D/3D 工作站强大的图像处理功能，可实现三维建模，在骨科及全身骨与关节疾病的诊疗中进行术前诊断、制定手术计划、术后效果评估等。

（注：本节所说的医疗器械临床应用研究，指的是产品已经通过了国家药品监督管理局的注册审批，并且正式应用于临床辅助诊断/辅助治疗的医疗器械产品，而非产品上市之前的临床试验研究。）

在熟悉了医疗器械基本情况以后，就可以正式开始进行科研方案设计。众所周知，一个科研方案的设计，基本是围绕着解决某一个问题而做的一套严谨而全面的方案，主要包含如下要素：研究问题的提出、研究问题自检、研究对象和研究方法确定、研究问题可行性分析、研究指标确定、数据分析内容及方法的确定，见图 2-1。

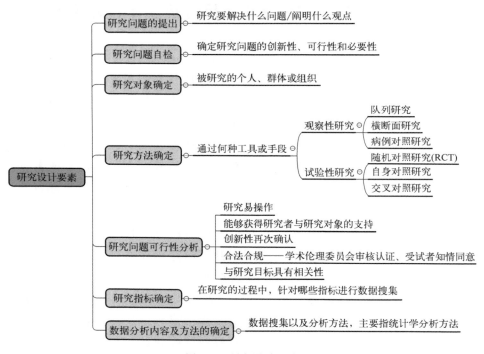

图 2-1　研究设计要素

一、研究问题提出

对于一款新型医疗器械产品的临床应用，首先我们想到的是该医疗器械在现有医疗器械应用的基础上，可以为临床工作带来哪些改善。针对此问题，从以下几方面展开：

（1）与现有常用的设备相比较，该设备有哪些临床适应证检查优势？

（2）在现有的临床适应证基础上，该设备有哪些可拓展的临床适应证检查方案？

（3）通过该设备的临床应用，对某一疾病的临床治疗方式/预后效果带来哪些优势？

可以看出，上述研究问题的提出需要了解该医疗器械的性能，同时也需掌握其临床适应证。另外，对大型影像设备的操作技术也可以提出很好的研究问题，比如：

（1）不同的扫描参数对临床诊断效果产生哪些影响？

（2）为了确保该产品很好地服务于临床工作，技术操作质控方案/流程是什么？质控优劣的评价标准有哪些？

对于 EOS 全身骨骼三维建模成像系统，本文将其研究问题定位为，其对成人脊柱侧弯的临床治疗方式/预后效果具有哪些优势？

二、研究问题自检

在研究问题构建之后，其使命和价值是在高质量的实施和如期结果诞生时才会全部释放。因此在构建临床研究问题时，设计者还需要进行推演、论证，以确认所提出的研究问题是否符合医疗需求，即开展自检。自检可遵照图 2-2 所示的思路进行。

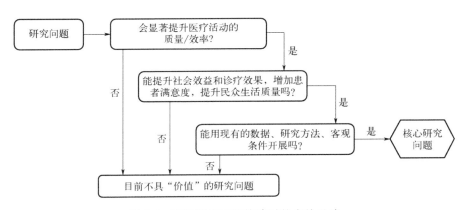

图 2-2 临床研究问题构建时的自检思路

三、研究对象确定

（1）在选择人群的时候，应该选择相对"高风险"的人群，尽量

"提高"结局在人群的发生率。

（2）暴露/结局分布应该相对"均衡"。比如比较两种医疗器械对某一疾病的辅助诊疗效果的队列研究，两种医疗器械辅助诊疗患者的数量应该尽量保持均衡。

（3）排除后期无法解释症状的患者，比如患有多种复杂性疾病的患者。

（4）容易入组，数据易得。这是考虑可行性，在能选择的范围内，尽量降低患者入组难度，同时要保证需要的数据可以获得。

那么，对于"EOS全身骨骼三维建模成像系统对成人脊柱侧弯的临床治疗方式/预后效果具有哪些优势"这个研究主题来说，研究对象即为需要行脊柱侧弯矫正术的成年人，需要排除的患者为不能进行手术的脊柱侧弯患者、未成年人以及其他多方面原因不能随访的患者。

四、研究方法确定

常用的临床研究方法包括观察性研究和试验性研究，见图2-1。

（一）观察性研究

观察性研究主要可以分为队列研究、横断面研究、病例对照研究。

（1）队列研究是对一组研究对象进行观察和随访，收集的指标有先后之分。根据开始的时间不同，可以进一步分为前瞻性研究和回顾性研究。前瞻性研究由现在开始，并在未来一段时间对研究对象进行随访；而回顾性研究则是对过去一段时间收集到的信息进行研究。

（2）横断面研究是在某一时点或相当短的时间内，对疾病或发生情况及其影响因素的初步调查分析，也称现状研究或现患率研究。其设计思想，是用样本特征来估计总体人群的特征。

（3）病例对照研究则是将患有某种疾病或者具备某种结局的一组人与未患有该病或不具备结局的另一组人进行比较。

（二）试验性研究

在试验性研究中，医疗器械临床应用研究比较常用的为随机对照试验（randomized controlled trial，RCT），当然也有用到自身对照研究和交叉对照研究的情况。

（1）随机对照试验是一种对医疗卫生服务中的某种疗法或药物的效果进行检测的手段，常用于医学、生物学、农学等。随机对照试验的基本方法是将研究对象随机分组，对不同组实施不同的干预，以对照效果的不同，具有能够最大限度地避免临床试验设计、实施中可能出现的各种偏倚，平衡混杂因素，提高统计学检验的有效性等诸多优点，被公认为是评价干预措施的金标准。其主要有两种设计形式：解释性随机对照试验和实用性随机对照试验。

（2）自身对照研究是指每一个受试者，先后接受试验和对照 2 种不同措施，将 2 次先后观测的结果，进行比较的一种设计方案，但这种设计，要求前后 2 种措施间不能发生影响，适用范围较窄，仅适用于慢性反复发作疾病的防治性研究。

（3）交叉对照研究是指试验组和对照组，通过前后 2 个阶段相互交叉的方式，分别先后接受 2 种不同试验措施，最后评价试验结果的设计方案。

（三）举例分析

以前文提到的该款新型医疗器械产品的临床应用为例，需要研究"EOS 全身骨骼三维建模成像系统对成人脊柱侧弯的临床治疗方式/预后效果具有哪些优势"，各个研究方法的设计思路如下：

（1）队列研究：通过 EOS 全身骨骼三维建模成像系统进行术前规划和术后评估之后，对比常规的手术过程，评价患者手术的时间是否更短、恢复的速度是否更快、恢复的效果是否更好。

（2）横断面研究：将研究对象分成两组，一组利用 EOS 全身骨骼三维建模成像系统进行辅助诊疗效果，另一组利用现有的金标准方法进行辅助诊疗，对比两组患者的临床诊疗效果的统计学差异。

（3）病例对照研究：对于医疗器械产品的病例对照研究，主要体现在利用某些参数去诊断疾病的临床应用中，比如脊柱侧弯的影像诊断，就可以利用 EOS 全身骨骼三维建模成像系统（充分利用其辐射剂量低，且 1∶1 全长片无失真图像的优势）得出正常志愿者（对照组）和病患者（研究）的脊柱参数，然后进行对比，确定二者之间的参数存在哪些区别，从而进行病症的辅助诊断研究。

（4）随机对照试验：将研究对象随机分为 2 组，一组用现有的医疗器械产品［CT（计算机断层扫描）或者 DR（数字 X 射线摄）］辅助诊疗，一组用 EOS 全身骨骼三维建模成像系统辅助诊疗，对比两组患者的手术时间及预后效果。

五、研究问题可行性分析

在确定了研究主题、研究对象和研究方法，在正式开展研究之前，需要再次进行可行性分析，逐一确定：①研究易操作；②能够获得研究者与研究对象的支持；③有一定的创新性；④研究合法合规；⑤与研究目标具有相关性。

对于 EOS 全身骨骼三维建模成像系统来说，由于系统本身具有很好的创新性，所以主要确定其研究的易操作性，能够获得研究者与研究对象的支持，同时其研究方案获得了学术伦理委员会的批准。

六、研究指标确定

确定了研究的可行性之后，需要明确的就是测量哪些指标，例如，在研究某设备对某一疾病的临床治疗方式/预后效果具有哪些优势时，会涉及该疾病的病理特征、设备的使用参数设置、手术术式的选择、影像结果的解读以及预后的随访参数设置。根据确定好的研究指标，在研究实施的过程中有的放矢地进行数据的搜集。

七、数据统计分析

数据统计分析是对数据资料进行整理、分析，包括样本量的估算、数据管理和统计学分析。当然，对于很多观察性研究来说，大家往往不会事先测量样本量，一般来说样本量大概是 100 例、200 例、300 例、500 例、1000 例等。同时，从统计学上来说，样本量大于等于 30 为大样本，小于 30 为小样本，所以建议在进行科研设计的时候，对于样本量比较少的情况，也尽量搜集大于 30 例的样本量。在获得了计划样本量的各参数数据之后，就是进行数据的统计学分析了。

八、观察性临床研究论文框架清单

在医学研究中，常采用观察性研究方法来进行探讨。绝大多数观察性研究都依赖于队列研究、病例对照研究、横断面研究。采用以上三种研究方法的观察性研究报告应纳入的条目清单（即 SROBE 声明）中包含 22 个条目，其中的 18 个条目适用于所有三种主要的观察性研究设计，其余 4 个条目是专门用于队列研究、病例对照研究、横断面研究。现将 SROBE 声明中的观察性临床研究报告框架清单整理如下。

1. 题目和摘要

在题目或摘要中用常用术语表明研究设计。

在摘要中对所做工作和所获得的结果做一个简明扼要的概要描述（目的、方法、结果和结论）。

2. 引言

（1）背景/缘由：解释该研究的科学背景和逻辑依据。

（2）目的：阐明研究具体目的，包括所有事先的假设。

3. 方法

（1）研究设计：文中尽早陈述研究设计的关键元素。

（2）研究设置：描述研究机构、研究地点及相关资料，包括招募的时间范围、暴露因素、随访及数据收集等。

（3）研究对象

① 队列研究：描述纳入标准、参与者的来源和选择方法以及随访的方法。

病例对照研究：描述纳入标准、病例和对照的来源以及确认病例和选择对照的方法；给出这样选择病例和对照的依据。

横断面研究：描述纳入标准、参与者的来源和选择方法。

② 队列研究：对于配对研究，应说明配对标准及暴露和非暴露的人数。

病例对照研究：对于配对研究，应说明配对标准和每个病例配对的对照数目。

（4）研究变量：明确定义所有的结局、暴露、预测因素、可能的混杂因素及效应修饰因素。如果可能，给出诊断的标准。

（5）数据来源/测量：对研究中所关注的每个变量，给出数据来源和详细的测量方法，如果有 1 个以上的组，描述各组之间的测量方法的可比性。在病例对照研究中，分别给出病例和对照的相关信息，如果可能，在队列研究和横断面研究中分别给出暴露组和非暴露组的相关信息。

（6）偏倚：描述各种解决潜在偏倚的方法。

（7）样本大小：描述样本量的确定方法。

（8）计量变量：解释分析计量变量是如何处理的，如果可能，描述基于其分组的方法和原因。

（9）统计学方法

① 描述所用的所有统计方法，包括控制混杂因素的方法。

② 描述所有分析亚组和交互作用的方法。

③ 解释缺失值处理的方法。

④ 队列研究：如果可能，描述解决失访问题的方法。

病例对照研究：如果可能，描述病例和对照是如何匹配的。

横断面研究：如果可能，描述考虑了抽样策略的分析方法。

⑤ 描述所用的敏感性分析方法。

4. 结果

（1）研究对象

① 报告研究各阶段参与者的人数，例如可能的合格者人数、参与者合格性检查的人数、证实合格的人数、纳入研究的人数、完成随访的人数以及完成分析的人数。

② 解释各阶段潜在参与者未能参与的原因。

③ 考虑使用流程图。

（2）描述性资料

① 描述参与者的特征（如人口统计学、临床和社会特征），以及暴露和潜在的混杂因素的相关信息。

② 描述每一个研究关注变量存在缺失的参与者人数。

③ 队列研究：总结随访时间（如平均随访时间和全部随访时间）。

（3）结局资料

① 队列研究：报告各个时间段的结局时间或概括性统计量。

② 病例对照研究：报告各种暴露类型的人数或概括性统计量。

③ 横断面研究：报告结局时间或概括性统计量。

（4）主要结果

① 报告未校正的估计值，如果可能，给出混杂因素校正后的估计值及其精确度（如95％置信空间），说明对那些混杂因素进行了校正

以及选择这些因素进行校正的原因。

② 如对连续变量进行分组，要报告各组的各个界值。

③ 如果有关联，可将一个有意义的时间范围内的相对危险度转变为绝对危险度。

（5）其他分析：报告做过的其他分析（如亚组分析、交互作用分析和敏感性分析）。

（注：针对研究对象、描述性资料、结局资料，在病例对照研究中，分别给出病例和对照的相关信息，如果适用，在队列研究和横断面研究中分别给出暴露组和非暴露组的相关信息。）

5. 讨论

（1）关键结果：根据研究目的概况说明研究的关键结果。

（2）局限性：讨论研究的局限性，包括潜在偏倚或不精确的原因，讨论任何潜在偏倚的方向和大小。

（3）解释：结合研究目标、研究局限性、多因素分析、类似研究的结果和其他相关证据，对本研究结果谨慎地给出一个总体的解释。

（4）可推广性：讨论本研究结果的普适性（外推有效性）。

6. 其他信息

资金来源：给出研究资金的来源和资助机构在本研究中的作用，如果可能，提供原始研究的资助情况。

第三节　科研数据的搜集和整理

一、科研中常见的研究方法

医学工程科研的开展，与其他医学领域的研究方法相类似，主要可以通过如下方式进行展开。

（1）文献研究法：主要指围绕某个科学问题，搜集、鉴别、整理相关文献，并通过对文献的阅读与研究，形成对该问题及其事实的科学认识的方法。需要阐明的是通过什么途径对哪方面的文献进行了搜集与整理，为课题研究提供了哪些方面的借鉴。

（2）调查研究法：是指通过考察了解客观情况直接获取有关材料，并对这些材料进行分析的研究方法。调查法可以不受时间和空间的限制。调查研究是科学研究中一个常用的方法，在描述性、解释性和探索性的研究中都可以运用调查研究的方法。

（3）试验研究法：试验研究法是通过主动变革、控制研究对象来发现与确认事物间的因果联系的一种科研方法。我们要在课题论证中阐明什么是自变量，什么是因变量，什么是无关变量，如何操纵自变量，如何观测因变量，如何控制无关变量。

（4）个案研究法：对单一的研究对象（可以是个人或者团体机构）进行深入而具体研究的一种方法，又称"解剖麻雀法"和"个案追踪法"。其特征是个案的典型性、深入性、全面性。需要广泛搜集个例的资料，彻底了解个例现状及发展历程，对单一研究对象的典型特征进行深入而缜密的全面研究分析，确定问题症结，进而提出矫正建议。此研究方法需要阐明所要选择的研究对象，及如何搜集个案的资料和数据。

（5）经验总结法：是依据实践所提供的事实，按照科学研究的程序分析和概括某种现象，揭示其内在联系和规律，使之上升为某种理论的一种科研方法。需要阐明通过对大量事实的分析、综合、归纳，从中归纳总结出某方面的规律。

（6）网络数据分析法：基于网络数据库来源的数据，例如招标采购网站通告以及各地方官方网站对于国家政策的落实情况通告，如集采等的落实情况，通过一定的统计学分析，得出某一结论。

二、医学工程科研数据的主要来源

基于前面讲到的医学工程科研选题来源，通过适当的研究方法，便能得到相应的科研数据/科研结果。医学工程科研数据的主要来源包含如下方面：针对医疗器械/医用耗材展开的临床/试验研究科研数据；针对医疗器械使用者或者受益者的满意度问卷调研数据；医院信息系统记录的医疗器械临床应用数据；大型医学影像设备采集的影像学数据；卫生统计年鉴等公共数据库来源的数据；手动记录的医疗设备/医用耗材管理数据；学术数据库来源的数据；行业分析网站或者公众号来源的数据；等等。

例如，基于医疗设备或者医用耗材管理类的科学研究，通过新技术或者新方法的管理实现医疗器械效益最大化，保证医疗器械各个环节运行安全、准确并且记录完整，其数据来源主要有以下几个方面。

（1）临床使用分析：每天使用率、不良上报率、辅助诊断、辅助诊疗、康复理疗、实际工作时间、人均占机时间、日最大工作量。

（2）设备效能分析：上机人数、人均使用时间、平均每天应用时间、回本期效益等级、设备的完好率、开机使用率、使用计划效率、平均无故障时间、维修周期、故障时间、设备有效率、零配件库存周转率、具有零备件清单的设备百分比。

（3）经济效益分析：收费标准、预计年收入、预计年支出（耗品、维护）、预计年收益率、估计不同场景下设备运营投资回报周期。

（4）社会效益分析：社会发展上的收益分析，包括诊治人数、设备对诊疗工作的贡献、设备对教学工作的贡献、设备对科研工作的贡献、生存率、高质量生活等患者角度收益分析、学科发展、科学研究、学术进步的收益分析。

三、数据的整理和分析

在完成科研数据的搜集之后，接下来要进行的就是进行科研数据的整理和分析工作。对于科研数据的整理，主要包含如下四个步骤：去除/补全有缺失的数据，去除/修改格式和内容错误的数据，去除/修改逻辑错误的数据，去除冗余的数据。这样就得到了一份格式规整的科研数据，接下来我们可以通过 Excel 等软件进行描述性统计分析或者借助 SPSS 等统计分析软件进行数据的统计分析，比较常用的统计分析方法有 Kappa 检验、卡方检验，独立样本 t 检验、单因素方差分析（F 检验）。以下对这四种常用统计学方法的使用条件及应用范围进行简单阐述。

（1）Kappa 检验：数据是定类数据；常用于检验两种情况的一致性，如诊断结果的一致性。

（2）卡方检验：数据是定类数据；常用于研究样本的实际观测值与理论推断值之间的偏离程度，比较两个或两个以上样本率或者构成比以及两个分类变量之间的关联性分析。

（3）独立样本 t 检验：实验数据必须含有定量数据，需要进行正态性检验，样本符合正态分布；主要用于进行两个样本均值之间的显著性差异/正态性检验。

（4）单因素方差分析：实验数据必须含有定量数据，不同样本之间需满足方差齐性；通常适用于检验两个或者多个满足正态分布的总体均值是否相等，一般用于样本量比较大的情形，样本量小于等于 30 的通常采用 t 检验。

四、数据结果的展现形式

（一）图

在医学工程科技论文中，常用的图的类型有鱼骨图、流程图、框图、思维导图、折线图、柱状图、饼图、信息系统拓扑图、信息系统界面截图、医疗器械工作原理示意图、电路图、医疗器械维修指示图、新型医疗器械实物照片、影像设备采集的影像图片以及其他医疗设备输出的相关图片，等等。在科技论文的撰写过程中，除了结构合理、语言通顺、论述严谨，还要采用图文并茂的形式增加论文的可读性和吸引力，也能一定程度上增加文章的录用率。

1. 科研论文中图常见的问题

图对于一篇科研论文具有至关重要的作用，在科研论文的初稿审核中，经常会发现各种各样的问题，常见的问题主要可以归类为如下三类：

（1）图上文字注释字体字号不统一的问题。通常，投稿中文期刊，图上的文字建议采用中文文字，投稿英文期刊，图上的文字建议采用英文文字。一般情况下，中文采用"宋体"，英文采用"Times New Roman"，字号大小均采用五号。同时，对于具有多个小图的组合图，图上的字体字号应该保持一致。

（2）多分图排版布局不合理问题。对于多分图，应尽可能让各个分图的尺寸和大小保持一致，从而保证整个图的布局比较统一。

（3）画布大小不合适的问题。根据含有关键信息的图的大小，适当在四个方位进行留白即可，不要出现图很小、画布很大的情况。

（4）多图排列标注的问题。对于多个图组成的组合图，通常用字母 a、b、c 等在图的左上角进行标注，注意不要遮挡图上的关键信息。

2. 图的基本要求

（1）格式要求：一般要求为 TIFF 或 EPS 矢量图，并且要形成独立文件；不建议保存 JPG 和 BMP 格式；矢量图也可以保存为 TIFF 格式，只要分辨率符合要求即可。

（2）尺寸：一般情况只规定宽度的尺寸大小，通常半幅（单栏）在 8cm 左右，全幅（双栏）在 17cm 左右。

（3）分辨率：通常情况下，纯黑白图且没有中间颜色的情况下的分辨率建议 1200dpi 以上；Grayscale 格式的分辨率建议 600dpi 以上；RGB 格式的颜色深浅有差别的灰度图，分辨率 300dpi 以上。注意：保存高分辨率的原始图，一般来说 600dpi 就完全够用了；不能一味追求高分辨率，分辨率太高会导致图很大，很有可能导致投稿时上传困难。

（4）其他要求：所有的图应为原创，引用他人的成果应注明参考文献来源；图编号应清晰，包括图序号与各分图的编号；图注要清晰、全面，如果有多张图，应该对每一张图单独注解；涉及病例影像的图片，每个病例的图需要写明患者性别、年龄，最终诊断结果；选用的图要典型，能对本文主要结果进行解释，不要重复，尽量精简；关于坐标图，图中纵坐标名称应该从下向上写，如果顺时针翻转 90° 后看应该是从左到右横向写的，纵横坐标都要有标目；图片上的数字、文字必须要清晰；图（含图题和图注）要有自明性。

（二）表格

1. 表格的基本要求

（1）表格要使用 Excel 等制表软件制作，应清晰显示表格的结构。

（2）表格具有自明性，因此尽量不要使用缩略语，如有缩略语要在表注中说明全称。

（3）正文中不要大量重复表格内容，只需要对主要数据或统计结果进行描述。

（4）根据《学术出版规范　表格》（CY/T 170—2019）规定，表身中单元格内可使用空白或一字线填充。如果需要区别数据"不适用"和"无法获得"前者可采用空白单元格，后者可采用一字线，并在正文或表注中说明这种区别。

（5）同一类数据修约值保留小数点后位数要一致。表中数值有单位的，要明确单位，比如"长度/m"。

2. 表格应遵循的基本原则

（1）自明性原则：表格标题的提炼能高度概括表的中心内容，栏目的设置要具有代表性，表身给出的数据要合理。即表格设计要有明确的目的性，要把背景条件、比较前提、使用方法、实验（或计算）数据和最后结果等逐个分列清楚，使读者一目了然，从而达到突出重点和表述简洁的目的。

（2）精选原则：明确什么时候使用表格，什么时候使用文字描述。例如，对于过于简单的内容无需使用表格表达，单列不成表，单行不成表；容易引起读者误解的数据不成表，直接用文字表述即可。

（3）表格绘制的原则：按照表格标题，行一般为组别，列为各项指标或者参数。如果遇到指标特别多的情况，为了方便排版可以将指标排列在行，但是一定要注意表述意义的明确和表格的美观。

3. 三线表

三线表，并不是说全表只有 3 条线，确切地说是只有 3 条主线。三线表由传统的卡线表演化而来，它相对于传统的卡线表具有许多优越性，首先栏头取消了斜线，省略了横竖分割线，使表格内容表现得更清楚，而且制作也方便了许多，便于作者掌握和制作，所以成为国际上通用的一种表格形式。科技论文中一般推荐使用三线表。三线表一般分为项目栏和表身。

项目栏分横向项目栏和纵向项目栏，通常也叫作横向标目和纵向标目。横向标目是指该表所要说明的对象，纵向标目是说明研究对象数量特征的指标名称。项目栏中一般放置两个以上的对象或对象指标。栏目的内容相当于插图中的标目，由量名称或符号以及单位符号组成，量名称或符号与单位符号之间用斜杠分隔。

表身是指三线表栏目线以下、底线以上的部分。表身一般由数字组成，数字的填写应注意以下内容：① 表身的数字不带单位，应把单位符号归并在栏目（标目）中。如果表内所有栏目的单位都相同时，可把该单位提出来放在表格顶线上方右端，与右顶格之间差一个字空。

② 上下、左右栏内的文字或数字相同时，应重复给出，不得使用"同上"、"同左"等字样或用符号表示。表身中数字书写要规范，小数点前的"0"不能省略；小数点前或后每隔 3 位数留 1/4 字间空。③ 表身中无数字的栏，应区别情况对待，不能不顾缘由地轻易添上"0"或画上"—"等。一般来说，表内"空白"代表未测或无此项；"—"代表未发现；"0"代表实测为 0。

三线表的制作方法：① 按照要求插入表格；② 选中表格右击表格属性；③ 边框和底纹先选择"无"；④ 选中上下线条；⑤ 退出之后选中需要加线的行；⑥ 按照要求添加线条。

第三章

科技论文的撰写

通过对科技论文的选题来源进行系统分享和解析，想必读者对医学工程科技论文的选题有了一个新的认知，接下来将开始进行论文架构的组织以及内容的填充了。

第一节　科技论文的框架

在科技论文的基本属性章节已经讲到，科技论文具有"八股文"的属性，一篇科技论文的基本框架结构包含如图 3-1 所示的要素，其中作者信息、基金项目、利益冲突声明等作为科技论文的附加部分，

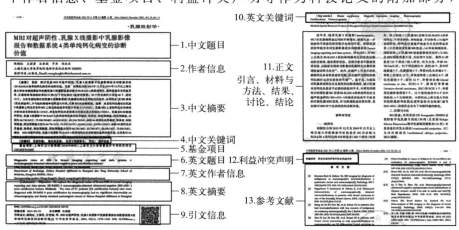

图 3-1　科技论文的基本框架结构

均可以在文章成稿之后进行添加和补充。

一、科技论文的主体结构

科技论文主体架构，一般包含中/英文题目、中/英文摘要、中/英文关键词、引言、材料与方法、结果、讨论、结论，如图 3-2 所示。

从图 3-2 可以看出，题目、摘要、材料与方法、结果四个部分都是方方正正的结构，其形状大小也可以理解为在文章中所占的篇幅比重；而引言和讨论，一个为倒的梯形结构，一个为正的梯形结构，这亦可表示其在文章撰写构思中的思维方式。

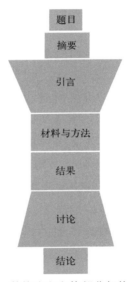

题目

摘要

引言

材料与方法

结果

讨论

结论

图 3-2　科技论文主体部分架构示意图

二、科技论文的写作顺序和流程

在撰写一篇论文的时候，一般先写什么？有人认为应先写题目、先写摘要、先写引言、先写方法和结果，也有人会说先列框架。当然，论文的写作顺序和流程，取决于个人的习惯和写作的熟练程度。

但是，对于初入科研论文写作之门或者对该领域的科研论文并不是特别熟练的情况，建议先列大纲，然后写方法和结果。因为对于一篇论文来说，最熟悉和了解的肯定是方法和结果部分，通过什么样的方法，得到了哪些研究结果/数据。万事开头难，等写完方法和结果之后，发现思路跟着打开了，学术要点也更明确了；此时再去写引言或者讨论部分，也就不在话下了。

不管对该领域的科研论文熟练到什么程度，摘要和题目建议最后确定（当然题目的主题肯定是事先就定好的），只有当文章主体内容都定下来之后，再去摘取全文的要点，摘要才能是真正的摘要，然后从摘要中提取几个具有代表性的名词性词语或者名词性词组作为关键词，最后几个相对关键的关键词组合形成通顺的短语或句子即得到文章的题目。

科技论文的写作顺序和流程建议参考如下步骤。

（1）框架拟定：根据已有的科研成果，结合科研数据和选题的方向，确定文章的框架。

（2）数据处理：对搜集的科研数据进行统计学分析，并对结果进行图表的制作。

（3）方法和结果的撰写：将科研过程中用到的方法和结果进行描述性撰写，经典方法略写，并引用参考文献，创新性方法详细进行描述。

（4）引言和讨论的撰写：注意引言部分为引出问题，讨论部分为对本研究结果的发散，对结果/数据所隐含意义的深度解释。引言和讨论部分也是一篇文章参考文献的主要来源。

（5）摘要的撰写：摘要即摘取全文的要点。不管是结构性摘要还是指示性摘要，基本的思路都是类似的，均可以通过如下思路进行撰写，即为了达到一个什么样的目的（目的），本文采用什么样的方法进行研究（方法），这个研究得到了什么结果（结果），这个结果有什么意义（结论）。

（6）关键词及题目的整理：对摘要进行凝练，得到5～8个关键词（研究领域/背景，技术手段/方法，结果）；再将几个相对关键的"关键词"组成一句简短的话，组成文章的题目。

三、文章框架的拟定

在文章的写作过程中，经常遇到如下问题：

（1）在准备撰写论文的时候，对科研问题的提出、方法和结果以及结果隐含的意义，都很清楚。但是，忽略了科技论文的"提出问题—解决问题—结果—结果隐含的意义"的逻辑，在未拟定框架下，铆足了劲在 Word 文档里洋洋洒洒写了不少文字，事后才发现，自己写的那些文字充其量就是泛泛而谈，并未能针对问题展开阐述。

（2）想以目前的科研结果写篇文章，刚开了个头，接二连三的紧急工作中断了文章的撰写，过了一段时间想续着当初的思路往下写，才发现完全忘了当初的思路。

通常，作为一直忙碌在一线进行医疗器械全生命周期管理的人员来说，并不能集中精力一口气写完一篇科技论文，从而经常出现文章"烂尾"的情况，导致越拖越不愿意再去完成它。基于上述情况，建议作者准备进行文章撰写时，在思路最为顺畅的时候，拟定好正文的基本框架，并对正文每一部分的内容进行提示，这样再利用工作之余碎片化的时间对文章的具体内容进行填充，很快就能写好一篇前后逻辑性很好的科技论文。

四、科技论文框架样式实例

移动智能洗消中心的设计和应用

0　引言

（1）突发公共卫生事件（非典、SARS、新冠肺炎疫情）等的社会危害性阐述。

（2）急救车在突发公共卫生事件中的战略地位分析，该背景下急救车洗消的重要性和必要性；在之前学术报道的洗消工作都是如何进行的，存在哪些弊端。

（3）基于上述背景，本研究将提出一种新的洗消模式，引出移动智能洗消中心，同时简要阐述其社会价值和现实意义。

1　需求分析

建立移动智能洗消中心的重要性和必要性（简要分析建立之前存在哪些公认的问题）。

2　材料与方法

2.1　移动智能洗消中心的设计

2.1.1　整体架构设计

此部分可以通过一个框架图或者拓扑图展示移动智能洗消中心的设计思路（硬件的组成，各组成部分是怎么样串联起来的）。

2.1.2 硬件设计（场地选择及其实现过程）

此部分通过一个洗消中心的平面布局图，阐述清楚其包含哪些部分，各部分实现的技术手段有哪些（注意主要阐述其实现的技术手段，而非平铺直叙地去强调各部分的要求）。

2.1.3 软件设计

此部分应该讲述清楚智能化的实现过程（是怎么通过软硬件的衔接实现智能化过程的，软件系统是如何进行架构的）。

2.2 洗消中心的应用

2.2.1 智能化洗消工作流程

给出智能化洗消工作流程图，并对工作流程及流程中的关键技术问题进行详细阐述（体现洗消中心先进性和特色的细节）。

2.2.2 洗消结果检验参考标准解读

根据《消毒技术规范》（2002 年版）第 2.2.1.2.4 项、第 2.2.1.4 项、第 2.1.1.5.6 项、第 2.1.2.10 项、第 2.1.3.5 项和 WS/T 648—2019《空气消毒机通用卫生要求》进行如下项目的检验，过氧化氢含量测定、pH 值测定、大肠杆菌中和剂鉴定试验、一般物体表面消毒现场试验、空气消毒剂中和剂鉴定试验、空气消毒现场试验。

注：应列出各参数的标准值，以便最终结果与标准值进行对比（所有的洗消检验值都在参考标准范围内，从而证明该洗消中心对于急救车洗消的有效性）。

3 智能化洗消中心应用结果展示

3.1 洗消中心实景图和软件操作系统界面展示

此部分展示洗消中心实景图以及软件操作系统的界面图，并进行简单的文字描述（图文并茂）。

3.2 洗消结果展示

参考"2.2.2 洗消结果检验参考标准解读"中各项指标的要求，进行数据的采样（重复 3 次以上），对比各指标标准值，数据都在标准参考值范围内，从而说明洗消的有效性。

3.3 在实际场景中的应用效果分析

通过洗消中心一段时间的应用（比如一年），给该地区带来的积极影响，比如人力成本降低、洗消效果提升（注意进行前后数据的对比）。

4 讨论与结论

（1）简单对设计的洗消中心的关键技术和应用效果进行总结。

（2）结合应对突发公共卫生事件的特殊性，对该洗消中心较以往的洗消模式的先进性进行分析（结合已有的学术报道资料）。

（3）简要概述目前洗消中心仍然存在哪些弊端，将会进行哪些方面的改进（可以基于目前对于该洗消中心的下一步研究规划展开）。

（4）总结概述全文的主要内容以及该洗消中心的重要战略意义。

第二节　方法与结果的撰写

在完成了选题、科研方案的设计和执行、科研数据的处理之后，接下来就要着手进行论文的写作。按照推荐的写作顺序和流程，建议首先完成方法与结果撰写。

一、方法的撰写

在正文的编号中一般为"1 方法"，方法部分通常包含一般资料和研究方法。写作时应注意描述详略得当、重点突出，可用方框图或图片等配合表达。

1. 一般资料

一般资料中应写明研究对象来源、纳入和排除标准、研究时间、研究类型，写明是前瞻性研究还是回顾性研究。此部分一般是一整段的描述，必要时需使用表格辅助说明。

注意：一般不涉及患者的，则不需要通过医院伦理委员会的批准；但进行医疗器械的临床应用研究时，如果涉及患者，无论是回顾性研究还是前瞻性研究，均需要在正式开始研究（首例病例入组）之前，通过医院伦理委员会的审批，获得批准文号。

2. 研究方法

对于研究方法部分，即按照研究开展的步骤进行描述。此外，不同类型的论文，研究方法的表述形式差别很大，注意结合该类型文章的格式要求。

常见内容：①具体设计过程；②管理方法描述；③研究所用设备介绍；④使用的软件；⑤统计学描述；⑥操作者描述。

3. 其他注意事项

（1）分组名称要统一，同一组的组名要全文一致。必要时写出分组标准。

（2）所用设备应该写明产品名称、型号、生产厂家及其国别。线圈如果不是原机自带的，也要写明产品名称、型号、生产厂家及其国别，注明具体的扫描参数、图像处理方法/结局指标的获取方法、指标的分类/诊断标准。

（3）文中涉及软件（含统计学软件、图像后处理软件、平台等），应该写明产品名称、版本号、生产厂家及其国别，必要时注明网址。

（4）统计学方法描述要具体，应包括如下四个方面：软件名称及版本、统计描述方法、统计分析方法、检验标准。应写明谁和谁之间用什么方法检验，是否做了校正，并给出截断值。

（5）结局指标的获取，如涉及人工操作，需要写出人数、诊断经验年限、职称等。

二、结果的撰写

事实上，在进行完数据的整理和图表的制作之后，就已经完成了大部分的结果撰写工作了。撰写结果时主要依据研究步骤，结合得到的图表数据，通过图文并茂的方式展示结果，并对图表中的关键数据进行进一步的解释说明。除此之外，结果的写作还应注意如下事项：

（1）压缩或删除众所周知的一般性原理的叙述，省略不必要的中间步骤或推导过程，突出精华部分；

（2）注意各单元的单独性和连贯性；

（3）描述现象要分清主次，抓住本质；

（4）图表具有"自明性"；

（5）选取数据必须严肃认真、实事求是，应尽可能地列出"结果"的原始数据，而不是只报道统计处理后的数据；

（6）图、表题名清晰，设计合理，且与正文呼应，使人一目了然。

第三节　引言的撰写

引言，也叫导言、导论、绪论等，是结合经验事实与已有研究，对自身研究的内容、重要性及创新性进行论证。基于科技论文"问题意识"的衍生属性，引言的主要作用就是引出问题。一般来讲，该部分篇幅大约占到全文的 1/5。

一、引言的特征

引言主要具有如下特征。

（1）独立性：引言可以独立成文，可以被视为一篇小文章；

（2）论证性：引言的写法上要论证而不是仅仅介绍和叙述，平铺直叙显然不行；

（3）创新性：文章的选题立意要新颖，所提出的理论与实践之间的差距或认识分歧最好给人耳目一新的感觉。

二、引言的注意事项

（1）切忌忽略前人的研究进展与作者本人的继承性和创造性。之所以把这两点放在一起，是因为任何研究都来源于前人的工作，就像牛顿曾经说过的："如果说我看得比别人更远些，那是因为我站在巨人的肩膀上。"所以，我们的研究工作都是在前人研究的基础上进行开拓和创新，没有前人的工作基础，我们也不会无缘无故将自己的研究工作开展下去。因此一定要介绍前人的研究现状。

（2）引言中要对论文的研究目的和意义、研究方法和结论的创新之处等，逐一说明。但是要注意，引言不可重复摘要中的叙述。如果非要讲，需换种表达方式。

（3）切忌引言太短。

总之，通过引言就可以看出作者在某一研究领域的涉足深度与学术观点。一些学术专家之所以叫"学术大牛"，往往是因为他引言写得好。期刊主编经常找"学术大牛"约稿，尤其是约一些综述性的稿件。

为什么大牛就能写一些综述性的稿件呢？因为他学术涉足广泛，认识有深度，学术观点好。

三、引言的主要内容

（1）为什么选择这个主题：首先介绍研究动机，即为什么要研究这个主题，因为它非常重要、前沿、基础。

（2）为什么研究这个问题：研究主题明晰以后，阐述该问题是否被前人研究过？有何前沿性？前人对相同问题在不同方面做过的研究，要对这些已有研究做比较具体的陈述，从而建立一个包含已有知识和信息的基础（此处应该引用大量的参考文献）。同时，指出需要更多的研究来弥补空白，或者拓展已有的研究。

（3）引出自己的研究：在前人研究的基础上，还存在一定的空白或尚未解决的问题，从而提出本文的研究目的以及主要的研究工作，同时说明本研究的意义和重要性。

四、引言的撰写步骤

对于引言的内容，亦可以理解为如下三个部分：大背景阐述、已有的研究成果综述、本研究的内容。在前文已经提到，引言为一个倒梯形结构。所以，在构思的时候，通常采用正梯形的顺序，即由本研究的内容向大背景拓展；而在撰写成文的时候，通常采用倒梯形的顺序，即由大背景逐步向本研究内容聚焦。亦可以参考如下三部曲进行引言的撰写：

（1）本研究所涉及的领域备受关注（比如国家高度重视骨科耗材的管理，本研究正是基于对骨科耗材精细化管理展开的研究），或者本研究涉及某领域迫切需要解决的问题（亟需设计/研发一种工具或者设备来解决眼前的问题）。

（2）综述目前该领域的研究现状，哪些方面已经研究得比较明确了，哪些方面仍然需要攻克，以为引出自己的研究做铺垫，但是切记不要面面俱到。引用重要的参考文献，尤其是近三年的重要、权威参考文献。

（3）落脚到你研究的具体方向：基于目前的研究现状，你的研究将从哪个角度解决哪个科学问题。提出本研究将给出的解决方案，并用假设语气（将/可能）强调文章的创新性，必要时简洁地描述你的发现以及本研究的意义（但不要提及具体的结果）。

以盖房子为例，引言的框架如下：

（1）房子作为人类遮风避雨的港湾，在人类的生存和发展过程中很重要（阐明研究主题的重要性）。

（2）为了更好地迎合人类的居住需求/舒适度的需求，国内外的专家/学者从哪些学术角度进行了研究并且解决了哪些方面的需求（引用大量的参考文献）；但是（转折很重要），还存在某些方面的问题未能得到解决（这正是本研究将要解决的问题）。

（3）基于上述背景，本研究将从哪些角度对房子的哪些方面问题展开研究，本研究结果将进一步提升房子居住的舒适度，同时也将为国内外同行对住房的改进工作提供有力的参考依据（简要阐明本研究的意义）。

第四节　讨论的撰写

讨论作为一篇科技论文的必备要素，主要作用在于进一步阐述文章的创新性或者深度解释研究结果意味着什么，为什么这些研究结果很重要。

一、讨论撰写中的常见问题

在读了大量已经在学术期刊公开发表的科技论文之后，发现讨论部分主要存在如下几个方面的问题：

（1）没有讨论：写完结果之后，未能针对结果展开讨论，只给出结论。

（2）讨论未能针对结果展开：讨论部分仅仅只是基于研究背景以及现有的研究成果展开，基本素材与引言高度重合，未能针对本研究的研究结果/数据展开讨论。

（3）未能对结果进行升华：该类型的作者明白讨论的基本思路，但是在撰写讨论的过程中，未能针对结果深入分析，未分析结果/数据所隐含的意义，从而未能对结果进行升华。

（4）缺少对研究局限性的描述：对研究局限性的认识不够，未能在讨论中对本研究的不足以及下一步的研究计划进行梳理，讨论部分的整体结构欠完整。

二、讨论的撰写技巧

基于上述背景，本节以盖房子的过程为例，具体阐述科技论文讨论部分的撰写技巧和思路。此处，假定前提条件为：通过创新性的方法，盖好了一座较为先进的房子。基于讨论的作用，我们将讨论部分分为如下三个板块。

（1）解释说明：解释研究结果意味着什么？

（2）纵横对比：相较于其他的研究成果，有哪些提升/创新？

（3）自我反省：点明仍然还存在哪些缺陷。

那么，对于盖房子这个科学研究来说，讨论主要可以从以下三个方面进行展开：基于方法的创新性，基于结果的创新性，对结果/数据隐含意义的深度解释。

（一）方法的创新性

基于方法的创新性，本研究使用先进的机械化方法建造了房子。对于这种类型的科研论文讨论部分的撰写/成文技巧，可以参考如下思路。

（1）研究结果，阐明亮点：本研究通过机械化盖房子的方法，建造了一座外观精美、居住舒适度高、同行评价好的房子（陈述本研究所用到的方法，通过该方法取得了什么样的研究成果，注意与结果部分阐述内容与形式的区分）。

（2）知己知彼，突出创新：通过查阅国内外相关的文献报道（注意一定要和国内外相关的研究进行比对），国内外盖房子的方法主要有两种大类：人工手段盖房子和机械化方式盖房子。相比已报道的人工手段和机械化方式，本研究采纳的机械化盖房子的方法有哪些方面的创新性（提升了工作效率和安全性，改进了住房的性能，等等）。

（3）自我反省，未来方向：虽然本研究提出的方法很好，也具有很高的创新性，但是还可以从哪些方面进行提升（可以是方法需要改进，也可以是课题组人员下一步计划开展的研究方向）。

（二）结果的创新性

基于结果的创新性，本研究建造了一个国际上先进的房子。对于这种类型的科研论文讨论部分的撰写/成文技巧，可以参考如下思路。

（1）研究结果，阐明亮点：本研究建造了一座国际领先的房子，其外观精美、居住舒适度高、同行评价好，能够满足绝大多数现有的住房需求（陈述本研究成果，注意与结果部分阐述内容与形式的区分）。

（2）知己知彼，突出创新：通过查阅国内外相关的文献报道（注意一定要和国内外相关的研究进行对比），国内外的房子都是什么样的，通过对比分析本研究建造的房子在各项指标及性能方面有哪些优势。

（3）自我反省，未来方向：虽然本研究建造的房子很好，也具有很高的创新性，但是还可以从哪些方面进行提升（可以是房子的性能需要改进，也可以是课题组人员下一步计划开展的研究方向）。

（三）结果/数据隐含意义的深度解释

基于结果/数据隐含意义的深度解释，进行讨论的撰写是研究型科技论文比较常用的方法。对于这种类型的科研论文讨论部分的撰写/成文技巧，可以参考如下思路。

（1）研究结果，阐明亮点：先简单陈述自己的实验结果（注意杜绝与实验结果部分的重合），通过某种方法，创新性地建造了一座外形美观、高舒适度、同行评议极高的房子。

（2）结果的深度解释：对所获得的结果，其背后隐含的意义进行深度挖掘，即这些结果意味着什么，代表着什么？比如在盖房子的过程中，某一处采用的材料意味着什么，为什么要采用这种类型的材料，这些材料的选择会对结果的某些指标造成哪方面的积极影响？房间的尺寸大小为什么要这样设计，这样设计能提供哪些便利？房顶设计成圆角的，意味着什么，这样设计能带来哪些好处？

（3）自我反省，未来方向：分析本研究的不足，为后续研究提供参考思路或方向，同时提高自己文章的引用率。本研究建的房子虽然是国际领先的，但是还可以从哪些方面进行改进，哪些结构的设计/材料的选择还能进一步优化。

总的说来，讨论作为一篇论文的关键要素，是不可或缺的，并且，讨论的撰写也是存在技巧和方法的。此外，对文章创新性的深度分析，也是一种对该领域科研现状以及未来发展方向的深度思考。所以，一个好的讨论往往能起到提升论文整体水平，提升一篇文章的可读性的效果。

第五节　摘要的撰写

摘要，顾名思义，摘取要点，即对整篇论文核心要点进行浓缩，所以应先完成论文的正文，然后再进行摘要的撰写。"皮之不存，毛将焉附"恰好说明摘要与正文撰写先后之间的关系。

一、摘要的规范要求

对于摘要主要有如下的规范要求。

（1）简洁：中文摘要一般为200～300字；外文摘要不宜超过250个实词。避免引证和举例，不使用插图和表格，不使用化学结构式、方程式，不出现正文中的章节号，图、表、公式序号以及参考文献标注序号等。

（2）完整：具有独立性和自明性，要提供与论文正文中相同量的重要信息，即有论点、论据、结论，合乎逻辑，是一篇结构完整的短文。

（3）准确：摘要的内容与论文的内容要对应、相称，保证摘要准确无误地传达论文的主旨。

（4）平实：无需对论文进行评价，尤其不能对论文进行拔高评价，如"本文超越前人的研究""本文全面论述了这一问题"之类的话语就不能出现在摘要中，因为对论文的评价不是由摘要说了算的。

（5）求新：突出论文中原创的、最具新意的部分，论文有什么新观点、用了什么新论据、采用了哪些新的研究方法、得出了什么新结论等要在摘要中着重反映出来。

二、摘要的类型

对于摘要的类型，常见的有如下几种。

（1）报道性摘要：包括研究的目，所采用的方法和手段，所获得的主要数据，观察到的现象和得到的结果，以及主要结论。重点要突出结果和结论。

（2）结构式摘要：在行文中相应内容之前用醒目的字体标出目的、方法、结果和结论。国内医学期刊广泛采用结构式摘要。

（3）指示性摘要：摘要要求阐明论文的主题和概括性的结果及其性质和水平，供读者选择是否阅读全文，但不能代替阅读全文。

（4）报道指示性摘要：介于报道性摘要和指示性摘要之间的一种摘要，以报道式摘要阐述论文中价值较高部分的内容，以指示性摘要阐述论文中其他部分的内容。

三、摘要的要素

国内医学期刊广泛采用的是结构式摘要，接下来重点阐述结构式摘要的撰写技巧。结构式摘要通常包含四要素，即目的、方法、结果和结论。也有一些生物医学期刊的摘要要求按照五要素，即背景、目的、方法、结果和结论进行展开。

（1）背景：交代研究的背景条件，基于何种条件下进行的科学研究，研究的现状是什么样的。

（2）目的：指出研究的范围、目的、重要性、任务和前提条件，不是主题的简单重复。

（3）方法：简述课题的工作流程，研究了哪些主要内容，在这个过程中都做了哪些工作，包括对象、原理、条件、程序、手段等。

（4）结果：陈述研究之后重要的新发现、新成果及价值，包括通过调研、实验、观察取得的数据和结果，并剖析其不理想的局限部分。

（5）结论：通过对这个课题的研究所得出的重要结论，包括从中取得证实的正确观点，进行分析研究，比较预测其在实际生活中运用的意义，理论与实际相结合的价值。

四、摘要的撰写步骤

对于摘要的撰写步骤，以以下三部曲作为参考：

首先，从摘要的四/五要素出发，通读论文全文，仔细将文中的重要内容一一列出，特别是每段的主题句和论文结尾的归纳总结，保留梗概与精华部分，提取用于编写摘要的关键信息。

然后，看这些信息能否完全、准确地回答摘要的四/五要素所涉及的问题，并要求语句精炼。若不足以回答这些问题，则重新阅读论文，摘录相应的内容进行补充。

最后，将这些零散信息，组成符合语法规则和逻辑规则的完整句子，再进一步组成通畅的短文，通读此短文，反复修改，达到摘要的要求。

对于医学工程类科技论文，研究类文章通常采用结构式摘要的四要素形式，综述类文章通常采用的是指示性摘要。无论是结构式摘要还是指示性摘要，均可以按照目的、方法、结果、结论的思路进行撰写。这里，推荐一个口诀作为对摘要撰写技巧和思路的参考，即：为了达到一个什么样的目的（目的），本文通过什么方法做了一个什么样的研究（方法），得到了哪些数据/结果（结果），这些结果/数据有什么意义（结论）。

这样，参考如上的要求、方法和注意事项，一个完美的摘要就完成了，当然，大部分期刊还要求摘要的中英文对应，这里不再赘述具体的方法。

第六节　关键词及文题的撰写

一、关键词的撰写

关键词，即为表达学术论文主题内容的名词、名词性词组、名词性短语。

参考标准为：CY/T 173—2019《学术出版规范　关键词编写规则》。

数量及要求：生物医学类科技学术论文的关键词 3～8 个为宜，推荐 5 个；中文科技论文的关键词尽量用中文，但是需要中英文对应。

关键词的撰写思路：可以按照如下的思路去反推，如果去学术论文数据库里精准地搜索到你的这一篇文章，那么会用到哪些关键词？同时，也可以按照如下几个角度进行关键词的拟定：

（1）核心主题因素，例如骨科医用耗材、影像设备；

（2）限定修饰的概念，例如高值医用耗材、低值医用耗材；

（3）具体研究内容，例如耗占比、卫生技术评估；

（4）研究目的、结果，例如智慧医院建设、DRG 付费；

（5）新/改进的方法，例如新型 PDCA 循环法、某经济学模型。

此外，在关键词的拟定方面，还应该注意如下事项：

① 不适合作为关键词的通用词："分析""问题""对策""研究""应用""措施""调查""探讨"等。

② 不能选定为关键词的情况：化学分子式；未被普遍采用、未经专业公认的缩写词；在文中提到的但未经改进常规技术；不够专一的或太宽泛的词。

二、文题的撰写

科技论文撰写的最后一步，是进行文题的拟定。当然，在最初确定研究主题的时候，会确定一个大概的文题，而随着科研文章的精细化处理，最后也应该对文题进行精雕细琢，让文题既能全面概括本研究的主题，又能很好地吸引编辑、审稿专家及读者的眼球，从而提升文章的录用率以及文章发表之后的阅读量和引用率。

文题的拟定应注意如下事项。

（1）文题简明：用词要尽可能少，一般不要超过 20 个字。

（2）用词恰当：用词应准确无误地反映出论文中最重要的特定内容。尽可能地删去多余的、重复的、可要可不要的字和词，如关于、论、浅议/谈、研究、浅论、探讨等。

（3）语法规范：涉及的语法现象虽然较少，但必须规范，否则将会产生歧义，尽量采用偏正结构。

（4）表述一般不用完整句子：将词汇或术语按语法规则规范地排序即可。

（5）避免使用不常见的符号：避免使用化学式、方程式、数学式、非公知的符号和缩略词、非规范性的术语及商标名等。

（6）尽量不使用系列文题和主副文题：避免给阅读和编制索引等带来困扰和麻烦。

第四章

医学工程常见选题类型及撰写

第一节 医学工程科技论文的类型及写作要点

一、科技论文的基本结构

首先，来了解一下科技论文的基本架构。一篇完整的论文应由以下几个部分构成（图 4-1）。

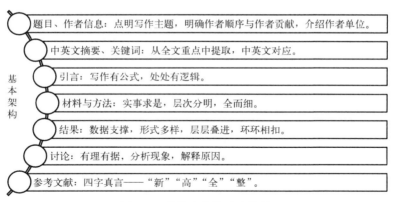

基本架构

- 题目、作者信息：点明写作主题，明确作者顺序与作者贡献，介绍作者单位。
- 中英文摘要、关键词：从全文重点中提取，中英文对应。
- 引言：写作有公式，处处有逻辑。
- 材料与方法：实事求是，层次分明，全面细。
- 结果：数据支撑，形式多样，层层叠进，环环相扣。
- 讨论：有理有据，分析现象，解释原因。
- 参考文献：四字真言——"新""高""全""整"。

图 4-1 科技论文的基本结构

二、医学工程科技论文的基本类型

常见的医学工程科技论文有六类：第一类，医疗器械的研发、改进；第二类，医疗器械的科学化管理；第三类，医院/医疗器械的数字化建设与管理；第四类，医疗设备的质量控制；第五类，医疗设备的维修与维护；第六类，综述。

上述 6 种不同类型的论文，也是有一些共同点的，比如架构基本一致，论文各组成部分的写作方法基本一致。但是不同类型的论文，写作侧重点是不同的，下面我们就各类型论文的共同点与不同点展开讨论。

三、各类型论文的写作要点与注意事项

（一）共同点

1. 写作顺序相同

论文常规写作顺序为选题与定题—数据收集与整理—论文写作。论文写作顺序：对于新手来说，建议先从材料与方法入手，继而写到结果，接着写引言与讨论部分，最后提取摘要、关键词和文章题目。

2. 论文架构各部分关系相同

在论文的架构中，引言从大背景出发引出问题再落脚到本研究，讨论基于本研究结果发散到大背景领域，进一步对创新性进行阐述；方法与结果是一一对应的关系。

3. 题目要求基本相同

题目的拟定应具有概括性：

（1）建议使用偏正结构，而不是动宾结构。比如：

探索低值医用耗材第三方集中配送服务模式（动宾结构，不建议）

低值医用耗材第三方集中配送服务模式的探索（偏正结构，建议）

（2）题目凸显文章的深度，但不夸张。比如：

浅谈卫生技术评估在医疗设备配置管理中的运用（拉低高度，不建议）

卫生技术评估在我院医疗设备配置管理中的运用（建议）

4. 摘要结构与要求基本相同

字数：250～400 字之间。

摘要分为结构式摘要和指示性摘要，二者均可以按照目的、方法、

结果和结论的思路进行撰写。即为了达到一个什么样的目的（目的），本文通过什么方法做了一个什么样的研究（方法），得到了哪些数据/结果（结果），这些结果/数据有什么意义（结论）。

采用第三人称（比如本文、本研究）撰写，不用"我们"、"我"等主语。

5. 引言结构基本相同

引言整体架构为倒三角形，即由大背景阐述、已有的研究成果、本研究的内容三部分组成。

具体写作时，可分三步由广到窄层层深入：

（1）第一步，阐述大背景。例如，本研究所涉及的领域备受关注，或者该研究涉及迫切需要解决的问题。

（2）第二步，细化到本研究领域。综述目前该领域的研究现状，引用重要的参考文献，尤其是近三年的。

（3）引出本研究内容，落脚到你研究的具体方向。

6. 讨论结构基本相同

讨论也由三部分组成，但针对论文的创新点不同分为两种类型：结果创新型与方法创新型。

结果创新型的讨论写作：

（1）先简单陈述自己的实验结果（注意杜绝与实验结果部分的重合）；

（2）已有的报道都是什么样的结果，自己的结果又有什么进步之处，加大参考文献的引用；

（3）分析本研究的不足，为后续研究提供参考思路或者方向，同时提高自己文章的引用率。

方法创新型的讨论写作：

（1）陈述自己本研究所用到的方法，通过该方法，取得了什么样的研究成果（注意区分于结果阐述）；

（2）以往的研究都是利用什么方法去做相类似的研究，综合比较自己的方法相对于他们方法的创新性；

（3）最后再分析一下本方法的不足，为后续的研究指明一个新的方向。

此外，讨论也均可以按照对结果隐含意义的深度解释进行展开：

（1）先简单陈述自己的实验结果（注意杜绝与实验结果部分的重合）；

（2）对所获得的结果，其背后隐含的意义进行深度挖掘，即这些结果意味着什么，代表着什么？

（3）分析本研究的不足，为后续研究提供参考思路或方向，同时提高自己文章的引用率。

7. 参考文献要求基本相同

参考文献均有以下四个要求：

（1）新。要引用可获得的最新文献（国内外）。通过参阅最新的研究进展，并提出自己的观点，展示出研究的前沿性和创新性。

（2）高。尽可能引用高层次论文，如重要期刊论文、高水平国际会议论文。不能以引用书籍为主，更不能只引自己或本课题组的论文。

（3）全。不遗漏与课题有关的重要文献（尤其是近期文献），故意遗漏关键文献，属于学术不端的一种表现。

（4）整。参考文献格式规整，建议参照国家标准给出的参考文献格式或者按照期刊要求的格式进行整理。

（二）不同点

各类型论文写作的不同点主要集中在材料与方法、结果之中。

1. 医疗器械的研发、改进类

（1）该类论文的材料与方法重点强调设计思路的介绍，包括硬件、软件的设计方法；对制作出的样机进行测试的方法，如果测试方法涉及设备，应写明厂家、型号，如果涉及大量数据，应写明数据统计方法。

（2）在结果部分，重点包括两个部分：样机展示；样机的测试结果和临床试验结果。

（3）注意事项：①材料与方法是核心，应详细展示设计过程；②提供充分的临床试验数据；③必须有设计制作出的样机图片作为支撑；④注意论文与专利申请书的区别。

2. 医疗器械的科学化管理

（1）材料与方法部分应重点阐明管理措施与创新性的管理方法。

方法应详细，最好写成模型形式。

（2）结果部分重点强调的是数据。采取管理手段前后的各项数据对比，用图表来增强说服力。

（3）注意事项：①结合自己医院的实际工作，分析某区域（大的方面）、某医院（小的方面）医疗设备/医用耗材管理中存在的具体问题，提出医疗设备/医用耗材管理模型，做效果评价；②管理效果需有数据分析，来增强说服力。

（4）常见问题与解决方案。

① 第一类问题是将论文写成工作总结。对于此类问题可参照此模板写作：

0　引言

1　材料与方法

1.1　一般资料（研究开展的医院、时间、用到的工具）

1.2　研究方法

1.2.1　根因法/5 问法（发现问题的过程）

1.2.2　管理模型构建

1.2.3　管理模型评价（主观、客观）

1.2.4　统计学分析（主观评价的 Kappa 检验）……

2　结果

2.1　原因分析（鱼骨图、绘制表格罗列找到的问题）

2.2　管理模型

2.3　评价结果（主观、客观）

3　讨论

② 第二类问题是不能用数据说明管理效果。对于此类问题可进行数据挖掘，比如，客观评价，包括对人的提升（工作效率、熟练程度、规范化操作）、对设备的提升（使用率、故障率、质控频次、效益情况）、对医院的提升（医院的总效益、参与人数）；主观评价，包括专家评分、满意度评价（可以作为主观效果）。

③ 第三类问题是没有讨论。增加讨论，常用讨论三部曲：总结全文；针对结果进行讨论（通过研究发现问题，这与××的研究一致，但是他们的研究没有提出具体的解决方案，或者他们的方案提升效率欠佳）；局限性（由于是基于某医院的研究，存在适用性的局限性，推

广难）。

3. 医院/医疗器械的数字化建设与管理

（1）材料与方法部分的写作要点：结合具体的实际情况，对为什么要进行数字化系统/软件的设计和使用进行剖析；注意分类综合每一个需求点，必要时辅助相关的图进行说明（鱼骨图/思维导图等）。应阐述：①整体设计思路，即通过结合需求分析，对系统/软件的整体设计思路进行概述（流程图/拓扑图/框架图）；②系统开发与运行环境，一般指操作系统及电脑的配置等的阐述；③软/硬件设计，即分析系统的技术要点、系统设计流程；④功能实现，即系统各功能模块的作用及实现过程；⑤系统测试，即系统的脱机/联机测试的流程及方法。

（2）结果部分应重点展示：①系统的应用界面展示；②系统的测试数据/结果；③系统应用前后对应问题的改善（结合需求分析中的问题）；④注意数据的多样性（图文并茂）。

（3）注意事项：①系统的设计与实现是文章核心部分，应体现整体设计思路、系统（软/硬件）设计方案、技术要点分析、功能模块作用及实现方式；②所设计的系统一定要有结合医院实际应用的结果，以应用前后的数据对比来展现系统的有效性。

（4）常见问题与解决方案

① 第一类问题是不能清楚描述系统的关键技术，不能突出创新点。撰写时应抓住系统的创新点，即本系统与传统的系统相比的创新点，或者与市面上常见的系统相比具有优势的地方，把系统用到的关键技术写清楚，甚至可以列表或者用图来展示系统代码（注意不要太多）。另外，系统的整体架构图必不可少，最好能配一些设计原理图。

② 第二类问题是应用部分未结合系统测试结果。撰写时可结合系统测试截图，说明系统的实际应用情况，截图中带医院名称或者作者姓名，则更具有说服力，也可展示系统的登录界面（移动端、PC端）、主要功能界面。

③ 第三类问题是不能用数据说明系统的使用效果（即不能科学地进行系统评价）。撰写时可从客观和主观两个方面进行评价。客观评价：系统的投资回报（成本降低＋收入增加）/成本，成本包括人力成本、流程成本、运行成本、持续改进费用；医院的经济效益和竞争力是否提高，如利润率、人员工作效率、计划执行准确率、设备利用率、

收集信息准确率、满意度等；信息系统的应用广度和深度，包括系统的用户数量、用户的职位、系统信息数量、业务信息数量等。主观评价：专家评分（分多个方面进行评分，如推广度、使用便捷性等）。

4. 医疗设备的质量控制

（1）材料与方法应重点强调：质控设备情况简介；质控的参数、要求以及参考的标准/指南；质控实施的过程/构建质控体系的过程（详细描述）。

（2）结果部分：①呼应方法部分，给出结果；②合理使用图表清晰展示结果，对应文字描述则应简洁、准确；③数据结果的展示尽量多样化（图表辅助）。

（3）注意事项：所采用的质控标准应是最新的。

5. 医疗设备的维修与维护

（1）引言部分。设备维修与维护类的论文引言也要遵从三步写法：简要阐述该设备的临床价值；指出该设备目前的质控维修情况，以往在维修方面的研究都集中在哪些方面；本研究做了哪些工作解决了什么问题。

（2）材料与方法部分

① 交代设备基本信息：简要介绍设备的基本信息（设备型号、医院拥有的数量等）；设备基本工作原理，尤其是与后续维修案例相关的工作原理，建议给出工作原理示意图。

② 重点说明维修维护方法以及涉及的原理：建议选取 2～3 例相关的典型故障（具有代表性的、原理复杂并且可逐步分析的），分别介绍故障现象、分析方法、维修过程。对故障现象及解决过程的分析是文章的重点，应当结合故障现象、设备原理、使用排除法或其他方法对故障进行逐步排查，并列出排查过程。可用图片辅助说明，如果是电路故障，则给出故障相关部分的电路图；如果是机械故障，则给出有机械故障部分的照片或原理图片，并使用箭头进行指示说明。

6. 综述

综述的写作与研究类论文的写作有一定的区别，后文将单独讲解综述的写作。

第二节　医疗设备设计研发类科技论文的撰写

医学工程从业人员作为医工交叉融合的中坚力量，在推动我国医疗器械的创新发展中发挥着至关重要的作用。为了更好地促进科研成果的交流和推广，创新研发设计类科技论文的发表是一个非常好的方式。

本节将以 2021 年发表在《中国医疗器械杂志》的一篇文章《便携式非特异性腰痛测量系统研制》作为范例，来解析医疗设备设计类文章的撰写思路。

首先，根据本书推荐的撰写思路，来看方法和结果部分。方法部分，作者主要分为两个部分进行撰写：系统的设计，信号采集处理和分析方法。"系统的设计"的开篇，作者以一个"系统整体架构示意图"，诠释了整体的设计方案，随后通过硬件设计、上位机信号采集和交互软件设计，以图文并茂的方式（建议如本文所示，先用文字简述相关的内容，然后用一个图清晰地展示整个过程）（图 4-2），完整地呈现了整个设计过程。"信号采集处理和分析方法"部分，作者采用理论与实际相结合的方式，层次分明地解析了整个方法。

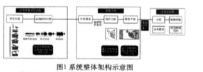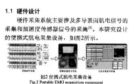

图 4-2　方法部分示例

结果部分（图 4-3），作者通过对设计制作的样机在医院进行临床试验验证，较充分地证明了该系统的临床实用性和有效性。

在方法和结果部分，一定要多借助作图软件，用必要的流程图、框图、鱼骨图来替代长篇大论的文字。

接下来看一下文章的引言，可以看出，作者采取的正是"引言三部曲"的方法（图 4-4）。

（1）先引出设计产品对于临床应用的重要性：肌电信号是人类肌

表1 患者与正常人的肌电特征值的配对样本t检验结果表
Tab.1 Paired sample t-test result of EMG characteristic values of patients and normal subjects

	参数	正常人测量值	患者测量值	P值
双足桥式运动	平均肌电值	0.603 1±0.066 4	0.632 8±0.090 9	0.000（4.462E-36）
	均方根	0.603 5±0.066 1	0.633 6±0.091 7	0.000（9.609E-37）
	肌电方差	0.000 5±0.000 3	0.001 1±0.002 9	0.000（8.025E-24）
BS等长运动	参数	正常人测量值	患者测量值	P值
	平均肌电值	0.601 3±0.068 0	0.632 8±0.086 8	0.000（2.926E-73）
	均方根	0.602 5±0.067 8	0.634 7±0.084 2	0.000（6.011E-79）
	肌电方差	0.001 4±0.001 1	0.002 0±0.005 3	0.000（5.791E-15）

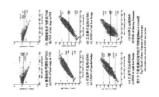

图 4-3 结果部分示例

肉组织运动的基本特征，肌电分析方法是临床诊断治疗和康复评定的重要手段……将肌电分析技术应用于康复医学领域，并根据所提供的运动学参数和生物力学参数，客观地选择康复治疗方法和疗效评定是行之有效的。

（2）现有产品分析，突出现有产品在临床应用中的弊端，存在哪些需要改进的特性（这些特性刚好是本研究能够有效解决的）：目前临床上常用的肌电采集和分析设备价格昂贵、不能进行肌电状态自动识别、干扰信号大、分类模型的精度不够等。

（3）落脚到自己的研究方向：提出了一种基于小群组的噪声去除方法；提出了一种动态双阈值运动区间自动识别方法；提出了一种趋向正域化的过采样方法。

引言
肌电信号是人类肌肉组织运动的基本特征，肌电分析方法是临床诊断治疗和康复评定的重要手段。对于因患神经系统或运动系统疾病而可能影响肌肉运动能力的患者，有必要进行肌电测试和评估，以判断肌肉有无异常神经或肌肉病理状态，以及神经和肌肉异常的性质和程度，例如基于肌电测试进行的非特异性腰痛（chronic non-specific low back pain, nLBP）诊断[1]。将肌电分析技术应用于康复医学领域，并根据所提供的运动学参数和生物力学参数，客观地选择康复治疗方法和疗效评定是行之有效的[1-3]。

目前临床上常用的肌电采集和分析设备多为大型、昂贵的肌电采集分析设备，它能准确采集肌电信号并作常规分析，但需要医生辅助以测试及人工读取判断数据，使用成本高。近年，便携式的肌电采集设备因具有移动性、操作性、维护成本低等特点得到发展，产品如Trigno和BTS FREEEMG等，可进行常规肌电测量。然而，面向支持非特异腰痛临床医学诊断和康复训练的特定需求的便携式肌电采集系统以及相应的肌电状态自动识别分析方法尚缺乏。此外，针对便携式设备在采集肌电信号采集了扰信号大、动作区间起止点难以准确标定、因患者与正常人肌电数据量的样本不均衡影响特征的精确性及分类模型的精度等问题也亟待解决。

研究一种便携式非特异腰痛肌电采集系统EasiLBP，包括一套规定测试动作和一套信号采集处理和肌电状态分析识别方法，系统针对采集肌电信号过程中因运动干扰而噪声信号大的问题，提出了一种基于小群组的噪声去除方法；针对采集过程中难以确定各个运动区间的起止点的问题，提出了一种动态双阈值运动区间自动识别方法；针对肌电信号样本不均衡的问题，提出了一种趋向正域化的过采样方法。本工作开展的临床实验对实验和统计分析，重点验证便携式肌电采集EasiLBP测量出的正常人和非特异性腰痛患者的肌电信号特征具有显著性差异，同时验证本便携式肌电采集系统与医用肌电采集设备在肌电测量结果上的一致性，并对比形成精确特征集合的准确性。

图 4-4 引言部分示例

接着，再来看一下该文章的讨论。整体来说，这篇文章的讨论部分有些过于简单了。作为设计类的科技论文，在此推荐大家根据结果的创新性或者对设计/改进相关数据隐含的意义进行撰写。

对于结果的创新性：

（1）陈述研究结果，阐明亮点：通过怎样的方式，本研究设计了某一医疗器械，样机通过临床应用，针对某种疾病/病症取得了什么样的结果（注意杜绝与实验结果部分的重合）。

（2）知己知彼，突出创新：已有的报道都是通过何种方式/产品对该疾病/病症进行处理，对比之下，自己的结果又有什么进步之处。加大参考文献尤其是近三年参考文献的引用。

（3）自我反省，明确未来方向：最后再分析一下本研究的不足，仍存在哪些可以改进的地方，为后续研究提供参考思路或者方向，同时提高自己文章的引用率。

对于设计/改进相关数据结果隐含意义的深度解释：

（1）陈述研究结果，阐明亮点：先简单陈述自己的实验结果（注意杜绝与实验结果部分的重合），通过某种方法，创新性地设计/改进了某一医疗器械产品，该产品通过临床应用，针对某种疾病/病症取得了什么样的结果。

（2）结果的深度解释：对所获得的数据，其背后隐含的意义进行深度挖掘，即这些结果意味着什么，代表着什么？比如在设计的过程中，某一处采用的材料意味着什么，为什么要采用这种类型的材料，这些材料的选择会对结果的某些指标造成哪些方面的积极影响？尺寸大小为什么要这样设计，这样设计能提供哪些便利？能带来哪些好处？能对临床医疗需求的推进带来哪些改善？

（3）自我反省，未来方向：分析本研究的不足，为后续研究提供参考思路或方向，同时提高自己文章的引用率。本设计虽然从一定的程度上解决了一定的临床问题，但是还可以从哪些方面进行改进，哪些数据的设计/材料的选取还能进一步优化？

参考文献，作为一篇文章很重要的一个部分，也是不能大意的，如果写好了引言和讨论，参考文献顺带就写好了，这里就不过多赘述啦！

最后是文章的摘要、关键词和题目（图4-5）。可以看到，题目是典型的偏正式结构，也是较为推荐的结构形式。摘要比较清晰地阐述了本研究的内容，但是如果按照前文推荐的口诀，"为了达到一个什么

便携式非特异性腰痛测量系统研制

【作　者】崔莉[1]，周钧铭[1,2]，王念[1,2]，肖京[3]，季宇宣[3]，姜美驰[3]
1 中国科学院计算技术研究所，北京市，100190
2 中国科学院大学，北京市，100190
3 中国中医科学院西苑医院，北京市，100091

【摘　要】研制了一种便携式非特异性腰痛测量系统EasiLBP，并对其采集肌电信号的性能进行测试与评价，针对便携式设备在佩戴者运动中及无医生全程辅助的使用条件下产生的肌电信号易噪声干扰大、动作区间起止点难以准确标定及特征识别样本不均衡的问题，分别提出了基于小群组的噪声去除方法，基于动态双阈值的运动区间起点自动识别方法和基于小群组的过采样方法来解决。分别使用便携式装置和医用肌电采集设备（Thought Technology FlexComp Infiniti 10）对15例非特异腰痛患者和15例正常人实施肌电测量，对比两种设备的测量结果，临床实验和统计分析表明，该便携式肌电采集系统测出的正常人和非特异性腰痛患者的肌电信号特征具有显著性差异，并且与医用肌电采集设备具有良好的测量一致性和准确性。
【关 键 词】非特异性腰痛；肌电信号；噪声去除；运动区间识别；过采样方法

图 4-5 摘要、关键词和题目示例

样的目的，本文做了一个什么样的研究，得到了一个什么样的结果，该结果有什么意义"，感兴趣的读者可以试试是不是可以更清晰地阐述本研究的要点！关键词部分第一个阐明了跟临床相关的疾病类型，一般推荐 5 个左右的关键词/词组，也是与本文不谋而合。

众所周知，"医""工"创新也是为了更好地为临床服务，所以，设计类的文章除了需要讲清楚整个设计过程外，还需要对设计的结果进行临床试验验证其有效性和实用性。根据这个逻辑思路，拟定了一个设计研发类的科技论文基本框架（图 4-6），供大家参考。

注意：①如果该研究有相应的课题基金项目支持，一定别忘了在文章中注明。②文章的发表，除了科研学术的创新性，文章撰写的技巧也尤其重要。而掌握这个技巧，就是多去通读目标期刊的相关学术文章。万事开头难，相信第一篇文章成功发表之后，接下来的第二篇第三篇就不在话下了。

第三节　医疗设备质量控制类科技论文的撰写

医疗设备质量控制（以下简称质控）是一项贯穿于医院医疗设备的购置、安装验收、日常使用和维修以及报废全过程的重要工作，需要做好质量控制的每一个环节，以保证医疗设备的高效安全运行，从而提高医院的综合实力。做好医疗设备的质控工作也是临床工程师的主要职责，言外之意"医疗设备质量控制"也可以作为临床工程师科研论文选题的重要来源之一。

一、需要定期进行质控的医疗设备类型

随着医疗设备种类的不断增加，质控的品类也日益增长，此处仅仅列举一些常见的需要定期进行质控的医疗设备，例如多参数监护仪、血液透析机、麻醉机、呼吸机、输液泵、心脏除颤器、婴儿培养箱、高频电刀、电子计算机断层扫描仪（CT）、磁共振成像设备（MRI）、数字减影血管造影设备（DSA）、医用内镜等。

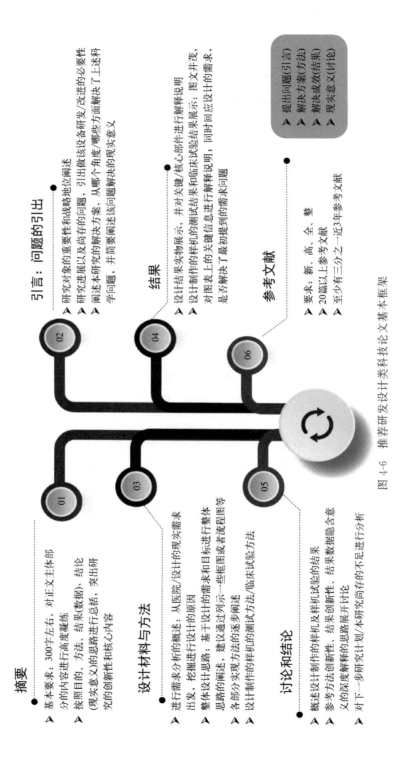

图 4-6　推荐研发设计类科技论文基本框架

摘要
- 基本要求：300字左右，对正文主体部分的内容进行高度凝练
- 按照研究目的、方法、结果（数据）、结论（现实意义）的思路进行总括，突出研究的创新性和核心内容

设计材料与方法
- 进行需求分析的概述：从医院/设计/设计的现实需求出发，挖掘进行设计的原因
- 整体设计思路：基于设计的需求和目标进行整体思路的阐述，建议通过列示一些框图或者流程图等
- 各部分实现方法的逐步阐述
- 设计制作的样机的测试方法/临床试验方法

讨论和结论
- 概述设计制作的样机及样机试验的结果
- 参考方法创新性、结果创新性、结果数据隐含意义的深度解释的思路展开讨论
- 对下一步研究计划/本研究尚存的不足进行分析

引言：问题的引出
- 研究对象的重要性和战略地位阐述
- 研究进展以及尚存的问题，引出做该设备研发/改进的必要性
- 阐述本研究的解决方案，从哪个角度/哪些方面解决了上述科学问题，并简要阐述该问题解决的现实意义

结果
- 设计结果实物展示，并对关键/核心部件进行解释说明
- 设计制作的样机的测试结果和临床试验结果展示；图文并茂，对图表上的关键信息进行解释说明，同时回应设计的需求，是否解决了最初提到的需求问题

参考文献
- 要求：新、高、全、整
- 20篇以上参考文献
- 至少有三分之一近3年参考文献

- 提出问题（引言）
- 解决方案（方法）
- 解决成效（结果）
- 现实意义（讨论）

01 02 03 04 05 06

除此之外，一些复合的影像设备，例如 PET/MRI（正电子发射断层成像/磁共振成像仪）、PET/CT 也是需要定期进行质控的设备。随着人工智能赋能大型医用设备，运用人工智能技术后的大型医用设备的操作、流程优化、图像处理以及数据分析等过程也都需要进行质控工作。

二、医疗设备质控的关键要素

医疗设备的质控主要包含如下关键要素：①设备存放条件（环境温湿度、电压、电辐射等控制条件）；②人员配备情况（临床工程师、医师、技师、护士、物理师等）；③设备日常维护保养情况（维护保养周期、执行人）；④设备质控管理情况（质控周期、质控项目等）；⑤质量管理体系建立情况；⑥标准操作规程的制定情况；⑦设备档案管理情况；⑧质控人员能力提升和继续教育情况。

各医疗设备质控参数举例如下。

多参数监护仪：电压测量误差、收缩压和舒张压测量误差、血氧饱和度示值误差、脉搏示值误差；呼吸机：潮气量、呼吸频率、气道峰压、呼气末正压、吸气氧浓度；麻醉机：潮气量、呼吸频率、气道峰压、呼气末正压、吸气氧浓度；输液泵：流量误差、阻塞报警误差；血液透析机：电导率、温度、压力、流量、pH 值；婴儿培养箱：温度、相对湿度、氧浓度、噪声；高频电刀：高频漏电流、输出功率、外壳漏电流；CT：密度分辨力、空间分辨力、图像噪声、层厚、图像伪影；MRI：信噪比、图像均匀性、空间线性、空间分辨力、层厚；DSA：空气比释动能率、模拟血管最小尺寸、空间分辨力、X 射线管电压；医用内镜：照度、分辨率。

三、质控周期

对于医疗设备的质控周期，建议为一年，亦即注意收集一年的数据，分析整理后进行科研论文图表制作。

四、撰写思路解析

医疗设备质控类文章框架见图 4-7。

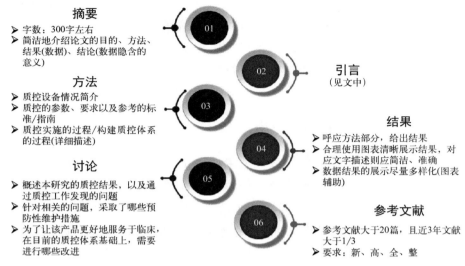

摘要
- 字数：300字左右
- 简洁地介绍论文的目的、方法、结果(数据)、结论(数据隐含的意义)

方法
- 质控设备情况简介
- 质控的参数、要求以及参考的标准/指南
- 质控实施的过程/构建质控体系的过程(详细描述)

引言
(见文中)

结果
- 呼应方法部分，给出结果
- 合理使用图表清晰展示结果，对应文字描述则应简洁、准确
- 数据结果的展示尽量多样化(图表辅助)

讨论
- 概述本研究的质控结果，以及通过质控工作发现的问题
- 针对相关的问题，采取了哪些预防性维护措施
- 为了让该产品更好地服务于临床，在目前的质控体系基础上，需要进行哪些改进

参考文献
- 参考文献大于20篇，且近3年文献大于1/3
- 要求：新、高、全、整

图 4-7 医疗设备质控类文章框架

1. 题目

确切的题目建议最后再敲定（主题当然是一开始就确定好的），建议考虑组合几个相对重要的关键词来组成文章的题目。

2. 摘要和关键词

摘要同样是可以分为指示型摘要和结构型摘要，撰写的思路均可以参照"为了达到一个什么样的目的，本文做了一个什么样的研究，这个研究得到了哪些结果，这些结果有哪些意义"。关键词的拟定推荐从摘要中提取，亦可以按照反推的方式，即如果你要在学术网站精准检索到这篇文章，你将选择哪些关键词。建议全文定稿之后再进行提取。

3. 引言

在引言中需要讲述清楚如下内容。

（1）研究的对象的意义和价值：质控设备的简单学术介绍，质控设备的临床应用价值/重要性，质控设备质量控制的重要性/价值。

（2）回顾相关研究工作（不必全面综述，把特别相关的文献介绍一下即可）：质控设备目前国内外的质量控制状态，哪些地方做得比较好。

（3）该研究领域目前存在的问题，自己做该研究的目的：承接前文，哪些地方仍然做得不到位，存在哪些问题，需要进行哪些方面的改进，进而引出自己的研究主题/方向。

（4）该研究解决了什么问题，有何意义：简要阐述一下本文的研究结果，以及解决了哪些现状问题，有什么社会意义。

（5）注意参考文献，尤其是近 3 年参考文献的引用，字数 700 字左右。

4. 材料与方法

（1）该设备的基本情况分析：设备情况、质控工作开展的必要性/为什么要进行质控工作（建议辅助相关的流程图/鱼骨图以及其他相关的图表进行分析）。

（2）质控要素（如前面"医疗设备质控的关键要素"所述）及对应参数的参考标准：相关行业标准/指南进行解读（尤其对与该研究相关的细则进行解读）。

（3）质控方法及过程：针对每一质控参数，分别详细阐述每一参数的质控细节和过程。

5. 结果

针对"材料与方法"中的内容，针对每一项质控参数，对比提及的标准，进行实测值和标准值的对比分析（未能达标的项目，在现实工作中应立即采取措施，在文章撰写中可在讨论中进行展开分析）。此外，数据结果的展示应尽量多样化（图表辅助）。

6. 讨论

对于医疗设备质控类的文章，其讨论方法仍然可以按照前文提到过的两种思路，即方法的创新性/结果的创新性的思路进行撰写，亦可以按照医疗设备质控类文章特有思路进行文章的撰写，即：

（1）先概述本研究的质控结果，以及通过质控工作发现的科学问题；

（2）针对发现的问题，采取了哪些预防性维护的措施；

（3）为了让该产品更好地服务于临床，在目前的质控体系基础上，需要进行哪些方面的改进。

注意多参考国内外相关的参考文献，尤其是近三年的参考文献。

7. 参考文献

建议结合如下的参考文献引用实例进行理解和掌握：

［1］边祥兵，秦勤，张兴文，等.磁共振引导经颅聚焦超声治疗系统治疗前的质量控制检测［J］.中国医疗器械杂志，2021，45（3）：340-348.

［2］王令珑，何悦琦，吴航，等.基于文献计量的我国MRI设备质量控制研究现状与趋势分析［J］.中国医学装备，2021，18（8）：182-190.

［3］吴寒，琚紫昭，张锦明，等.我国PET/CT质控与评价体系中质量控制模型的研究［J］.中国医学计算机成像杂志，2021，27（1）：42-46.

［4］李兆斌，熊霏，黄国锋.术中光子立体定向放射治疗的质量保证和质量控制［J］.中国医学物理学杂志，2019，36（10）：1157-1161.

［5］顾香莲，顾煜恺，龚卿.基于NCC/T-RT 001-2019质控指南进行医用加速器质控的研究［J］.中国医疗设备，2021，36（7）：68-72.

第四节　医用耗材类科技论文的撰写

医用耗材的采购、管理等工作也是医院医学工程从业人员的主要工作之一，本节将从选题、数据分析、文章成稿以及投稿期刊选择等进行梳理。

一、选题

前面已经多次讲到，选题来源于日常的科研以及工作。那么，针对医用耗材，所做的工作包含但是不限于如下的几种：医用耗材的卫生技术评估/卫生技术管理，医用耗材采购政策的解读和落地，医用耗材的采购相关事项（技术参数对比评估、审批及验收），医用耗材的物流管理，医用耗材的管理（利用经济学模型或者科学管理的方法）、医用耗材信息化管理/利用信息化系统对医用耗材进行追踪管理，医用耗材不良事件监测，医用耗材成本效益分析，等等。

除了提到的这些基础选题，还可以抓热点，比如针对目前政策（集采、阳光采购、零加成、两票制、DRG 等），将不同政策、不同种类耗材、不同管理手段（科研管理/信息化管理）进行组合，结合自己医院实际的情况，也可形成一个较好的科研论文选题。

例如：集采背景下我院骨科耗材的精细化/信息化管理；DRG 付费背景下我院妇产科耗材的精细化/信息化管理；DRG 付费实施后我院心内科耗材的管理成效；物联网技术背景下我院骨科耗材的精细化管理。

二、数据来源

一篇完整的科研论文，当然少不了数据的支撑。对于医用耗材管理类的文章，怎样来评价管理的成效？当然是用管理前后的数据进行对比（建议收集前后各 1 年左右的数据，这就需要提前准备，有的放矢地进行数据的搜集），通过管理方法/手段的使用，经济效益提升，或者人员满意度提高，或者耗占比降低，等等。对于医用耗材相关的数据来源，主要有如下几种：

（1）科研试验数据：针对某一科研方向而获得的科研数据。

（2）工作数据：在日常医用耗材的管理过程中，体现管理成效的工作数据。

（3）医院信息系统记录的数据：采用信息化对医用耗材的全流程进行管理（从入库到出库），信息系统记录的相关数据。

（4）网络检索数据：网络上有关医用耗材政策/招采等相关的公开数据。

例如，通过检索各省（自治区、直辖市）医疗保障局、医用耗材集中采购平台等政府网站，收集 2019 年 7 月 1 日—2020 年 10 月 1 日官方发布的医用耗材集中带量采购实施方案、采购公告、中选结果通知等文件。

在获得这些数据之后，就需要进行数据统计分析。此处，再次强调，务必注意各统计学方法的基本功能和适用范围，选择正确的检验方法。

三、撰写

以医用耗材的科学管理类文章为例，其框架见图 4-8。

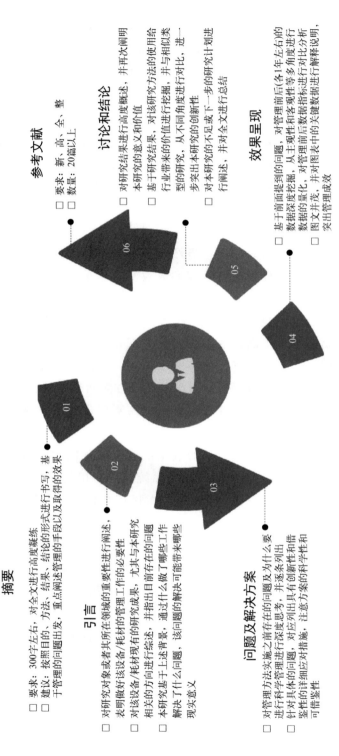

摘要
- □ 要求：300字左右，对全文进行高度凝练
- □ 建议：按照的形式进行书写，基于管理的问题出发，重点阐述管理手段以及取得的效果

引言
- □ 对研究对象其在所在领域的重要性进行阐述，表明做好对该设备/耗材的管理工作的必要性
- □ 对设备/耗材现有的研究成果，尤其与本研究相关的方向进行综述，并指出目前存在的问题
- □ 本研究基于上述背景，通过什么工作，解决了什么问题，该问题的解决可能带来哪些现实意义

问题及解决方案
- □ 对管理方法实施之前存在的问题及为什么要进行科学管理进行深度思考，并逐条列出
- □ 针对具体的问题，应对应列出具有创新性和借鉴性的详细应对措施，注意对措施的科学性和可借鉴性

参考文献
- □ 要求：新、高、全、整
- □ 数量：20篇以上

讨论和结论
- □ 对研究结果进行高度概述，并再次阐明本研究的意义和价值
- □ 基于研究结果，对该研究方法的使用给行业带来的价值进行挖掘，并与相似类型的研究，从不同角度进行对比，进一步突出本研究的创新性
- □ 对本研究的不足或对下一步的研究计划进行阐述，并对全文进行总结

效果呈现
- □ 基于前面提到的问题，对管理前后（各1年左右）的数据深度挖掘，从主观性和客观性等多角度进行数据的量化，对管理前后数据指标进行分析
- □ 图文并茂，并对图表中的关键数据进行解释说明，突出管理成效

图4-8 医用耗材科学管理类文章框架

图 4-8 适用于利用经济学模型或者科学管理的手段对医用耗材进行的管理，通过管理前后的数据对比呈现管理的成效，体现出经济学模型或者管理手段的有效性，从而可以为相关的医疗机构提供参考。

不管是利用科学管理的手段，还是利用信息化的手段对医用耗材进行管理，前提是原来的管理方法存在这样或者那样的问题/困难，所以需要寻求突破。那么，我们就可以以这些问题/困难作为出发点，借助鱼骨图/思维导图等对其进行系统的归类梳理，这部分内容即可作为引言之后的"需求分析"。然后针对这些问题/困难，采取了哪些科学的手段（管理方法）进行攻克：如果采用科学管理模型，那么是如何一步步地攻克上述问题/困难的；如果采用信息化管理手段，那么又是如何进行信息化系统架构的？这部分内容就是方法的核心部分。最后，通过这些科学的管理手段，取得了哪些成效（前后的数据对比），对前面"需求分析"问题的答复，即是结果部分。结果部分注意充分利用图表进行展示。

四、投稿

选择投稿的期刊常用的方法有：看看参考的文献都发表在哪些期刊；看看相关类型的文章都发表在哪些期刊，可以用关键词法进行检索，如在学术文献数据库中输入关键词"医用耗材"，看看"医用耗材"相关的文章都发表在哪些期刊上。另外，注意区分这本期刊是普刊还是核心期刊。

五、参考文献示例

以下列出来医用耗材类文章的参考文献引用实例，一来希望能提供一些选题方向的启发，二来希望能从中产生一些共鸣，激发创作灵感。

［1］王巍，马丽平，费晓璐，等.对医用耗材进行真实世界研究的思考［J］.中国医院，2021，25（3）：12-15.

［2］郑洋洋，丁锦希，李佳明，等.高值医用耗材集中带量采购评审分组规则比较［J］.医学与社会，2021，34（5）：64-68.

［3］谭华伟，焦培峻，王彩云.高值医用耗材医保准入与支付机制的国际经验与中国实践［J］.卫生经济研究，2021，38（3）：45-49.

［4］尹军，刘相花，邓玲，等.基于物价政策的止血材料使用管控探讨［J］.中国医疗设备，2020，35（1）：99-102.

［5］徐岚，郑绍基，张应，等.基于物联网的医用耗材二级库管理［J］.中国卫生质量管理，2021，28（3）：58-61.

［6］李环，张治国，李程洪，等.我国各省医用耗材集中带量采购政策比较分析［J］.中国卫生政策研究，2021，14（3）：48-56.

［7］刘相花，张和华，魏安海，等.医院骨科医生手术中高值医用耗材费用情况分析［J］.中国医学装备，2021，18（3）：142-145.

第五节　医院数字化科技论文的撰写技巧

数字化作为医院管理的重要手段，目前已经基本延伸至医院的每一个科室，比较常用的数字化系统有 HIS 系统、病案系统、科研管理系统、医疗设备/医用耗材数字化管理系统、后勤管理系统、辅助决策系统、临床数据管理系统等。

医院数字化科技论文的框架见图 4-9。

一、引言

对于医院数字化科技论文，前面文中提到的引言三部曲同样适用。建议按照如下框架进行引言的撰写。

（1）数字化设计领域的战略意义，比如要进行科研的数字化管理，那么就先阐述科研数字化管理的战略意义，数字化管理将带来哪些有益的收获，或者能解决哪些棘手的问题。

（2）目前该领域在数字化管理方面的问题，参考国内外相关的权威文献，综述研究成果，揭示已经从哪些角度/方向对科研数字化管理进行了研究，取得哪些成果，还存在哪些问题（注意向自己的研究方向靠拢，为下一步引出自己研究的创新性埋下伏笔）。

（3）落脚到自己的研究方向上，由于在该领域的研究尚欠缺/尚不深入，所以本研究将从哪个角度作为切入点，以什么方式对该问题进行数字化管理，预期将达到什么样的效果/社会意义。

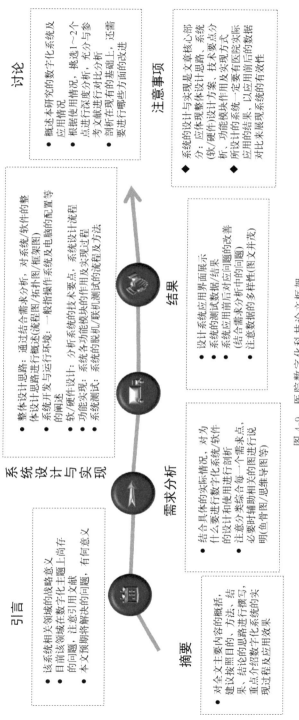

引言

- 该系统相关领域的战略意义
- 目前该领域在数字化主题上尚存在的问题，注意引用文献
- 本文预期将解决的问题，有何意义

摘要

- 对全文主要内容的概括，建议按照目的、方法、结果、结论的思路进行撰写，重点介绍数字化系统的实现过程及应用效果

需求分析

- 结合具体的实际情况，对为什么要进行数字化系统及软件的设计和使用进行剖析
- 注意分类综合每一个需求点，必要时辅助相关的图进行说明（鱼骨图/思维导图等）

系统设计与实现

- 整体设计思路：通过结合需求分析，对系统及软件的整体设计思路进行概述（流程图/拓扑图/框架图）等
- 系统开发与运行环境的阐述
- 软/硬件设计：一般据操作系统及电脑的配置
- 功能实现：分析系统的技术要点，系统设计过程
- 系统测试：系统各功能模块的作用及实现过程系统的脱机/联机测试的流程及方法

结果

- 设计系统应用界面展示
- 系统的测试数据/结果
- 系统应用前后对应问题的改善（结合需求分析中的问题）
- 注意数据的多样性（图文并茂）

讨论

- 概述本研究的数字化系统及应用情况
- 根据使用情况，挑选1~2个点进行深度分析，充分与参考文献进行对比分析
- 剖析在现有的基础上，还需要进行哪些方面的改进

注意事项

- ◆ 系统的设计实现是文章核心部分，应从整体设计思路、技术实现方式（软/硬件设计方案，功能模块等）所设计的系统一定要有实际应用价值，以后现实后的数据应用来展现系统的有效性
- ◆ 系统应用前后一定要有明显改善，以应用前后对比来展现系统的有效性

图 4-9 医院数字化科技论文框架

二、需求分析

结合医院的实际情况，对为什么要进行数字化软件/系统的设计进行剖析，这也是医院要在该领域进行数字化管理的出发点。分类综合每一个需求点（注意这些问题亦是后续数字化软件/系统设计的重点和关键点，同时也是数据结果体现的通过数字化软件/系统使用之后改善的地方），并辅以鱼骨图/思维导图等进行图文并茂的说明。

三、数字化软件/系统的设计

该部分为全文的重点/核心部分，亦是整篇文章中比重最大的部分。结合上述需求分析提到的问题，在此部分通过设计的系统/软件的使用，对上述的需求分析中提到的问题进行一一解决。建议按照整体设计思路、系统开发与运行环境、软件设计、硬件设计、功能实现、系统设计等几个方面进行系统化的阐述。

这里尤其要提醒的一点是，现在有一些系统使用的是第三方设计的半成品，只是根据医院的实际情况进行了一些调整/二次开发。由于这些第三方开发公司面向的不只是一家医院，而科技论文要求创新性和独创性，这个系统在针对医院进行的调整/二次开发的过程，正是该系统的创新性。所以，一定要对该调整/二次开发进行详细描述，突出具有学术性的创新点。

（1）整体设计思路：通过结合需求分析，对系统/软件的整体设计思路进行概述，注意利用流程图/拓扑图/框架图来辅助说明。

（2）系统开发与运行环境：一般指操作系统及电脑的硬件配置等的阐述。

（3）软/硬件设计：分析系统的技术要点及系统设计流程。

（4）功能实现：系统各功能模块的作用及实现过程。

（5）系统测试：系统的脱机/联机测试的流程及方法。

四、结果

结果部分主要分为两个方面的内容。

（1）设计系统应用界面展示：通过对设计系统的主要应用界面进行展示，充分说明数字化软件/系统的实际应用情况。

（2）系统的测试数据/结果：此部分与下文（3）视情况二选一，对于尚未进行实际使用的数字化软件/系统，则辅以系统测试的数据/结果，来说明设计的数字化软件/系统的有效性。

（3）系统应用前后对应问题的改善：此部分注意结合需求分析中的问题，通过数字化软件/系统的使用，哪些问题得到了什么程度的改善（前后数据的对比，统计学方法的使用），注意数据的多样性（图文并茂）。

五、讨论

对于数字化类型的科技论文，仍然可以按照"讨论三部曲"的思路进行撰写，即：

（1）概述本研究的数字化系统的设计方法及应用情况；

（2）根据使用情况，挑选 1~2 个点/数据结果进行深度分析，充分进行参考文献对比分析；

（3）剖析在现有的基础上，还需要进行哪些方面的改进，为下一步的研究方向埋下伏笔。

总的来说，对于医院数字化相关的科技论文来说，系统的设计与实现是文章核心部分：应充分体现整体设计思路、系统（软/硬件）设计方案、技术要点分析、功能模块作用及实现方式。同时，所设计的数字化系统一定要有结合医院实际应用的结果，以应用前后的数据对比来展现系统的有效性和实用性。

六、参考文献示例

如果初次接触数字化相关的科技论文，建议先通读目标期刊相关的参考文献：一来为写作思路增加催化剂；二来对目标期刊的要求提前有一个形象的了解，在科研方案的设计和论文的撰写过程中，也能做到有的放矢。以下参考文献，可以作为参考。

［1］丁明明，蔡士轩，胡龙军，等.病案首页智能控制系统设计及应用［J］.中国卫生质量管理，2021，28（10）：62-65.

［2］曾静，黎倩，刘寒梅，等.基于安卓系统的医患沟通应用程序设计与应用［J］.中国医学装备，2021，18（9）：127-130.

［3］高宝丽，葛冉，张东晨，等.基于 RFID 技术的复用医疗器械消

毒质量安全追溯系统设计与实现［J］.中国医疗器械杂志，2021，45（2）：167-171.

［4］于海铸，吴剑威，陈大鹏，等.基于 HIS 临床路径的 DRGs 费用管控系统的设计与实现［J］.中国医疗设备，2020，35（9）：120-123.

［5］魏明月，陈敏，胥婷，等.临床科研场景下医疗数据安全开放共享平台设计［J］.中国数字医学，2021，16（7）：27-32.

［6］王芬芬，谢勇，许向阳，等.医院 DRG 智慧运营系统的设计与应用［J］.医疗卫生装备，2021，42（12）：37-41.

［7］徐安琪，韩娇娇，徐一涵，等.智慧医院建设与规划研究［J］.医学信息学杂志，2021，42（5）：56-60.

第六节　医疗设备维修类科技论文的撰写

目前，医疗设备要么是厂家维保，要么是第三方维修工程师驻点维修，所以医院医学工程师的职能发生转变，已有部分医院的医学工程师更多的是从事医疗设备预防性维护相关的工作。但是，如果能将预防性维护工作建立在对常见故障的分析基础上，有针对性地对该设备的常见故障进行预判并提前采取预防性维护措施，那将更有助于医疗设备的正常运行。

但也有一部分医院，仍坚持医学工程师自主进行医疗设备的维修和预防性维护管理，这样既可以及时对设备故障进行排除，又能同时对该类型的故障问题进行深度分析，有针对性地开展预防性维护工作，从而确保医疗设备的正常运行。

本节将从医疗设备维修的基础选题入手，即通过对某一医疗设备某一类型的几个相关故障进行排查和维修的整个过程，来谈一谈该类科技论文的撰写技巧。对于该类科技论文，更多的是对某些维修案例的经验交流或经验分享，一来为同行对同类故障的排查和维修提供一定的参考，二来为自己对该设备的预防性维护措施的制订提供参考依据。

所以，对于维修类的科技论文，核心要点为对故障现象的记录、故障排除以及整个故障维修的过程，也可以理解为该科技论文的方法和结果部分。当然，在谋划选题的过程中，也需要注意选题的学术性和可参考性，需要选取一些具有代表性的、原理复杂且可逐步排查分析的故障现象作为选题。

注意：在进行维修的过程中，要及时拍照记录整个维修的过程，从而为文章的撰写提供资料。

医疗设备维修类科技论文框架见图 4-10。

一、引言

（1）先概述该类设备的临床价值、日常用途、使用特点、设备的优缺点以及日常使用过程中容易出现的问题。

（2）查阅相关学术参考文献，该类设备的质控维修都集中在哪些方面（参考文献的主要来源），哪些方面仍然研究得不够深入或者存在空缺报道（这些空缺的报道恰巧就是要分析的）。

（3）简要阐述你的研究将解决什么问题，预期将有什么意义。

二、设备的基本原理和结构

对于这部分的内容，主要介绍清楚维修设备的基本情况、基本结构以及基本原理，为后续的维修工作做好铺垫。

（1）设备基本情况：注明设备名称、型号、规格、生产单位，以及该设备在医院的占有率/使用等情况。

（2）简要介绍设备的基本原理和结构：尤其注意详细介绍与后续案例维修相关的工作原理（以文字简介和图片结合的形式进行）。

三、设备故障实例

建议选择 2～3 个互相之间具有关联性的故障实例，这些故障具有一定的复杂性，需要逐级排查才能定位到故障点，要避免选择一些由于积灰过多或者外接线老化等导致的过于简单的故障。

（1）故障现象（现象具有典型性）：将故障现象用图文并茂的形式进行描述（在维修过程中要注意进行实时拍照记录）。

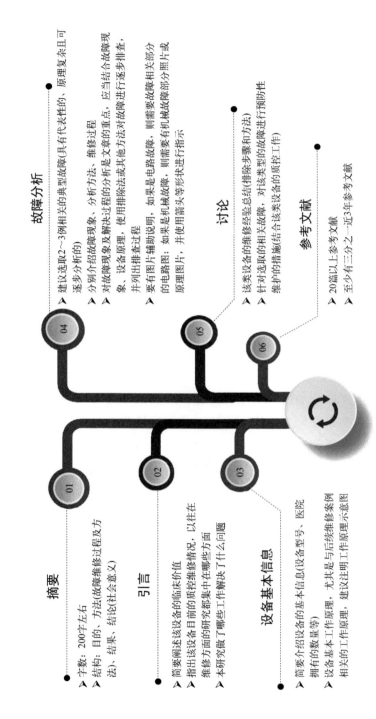

摘要

➤ 字数: 200字左右
➤ 结构: 目的、方法(故障维修过程及方法)、结果、结论(社会意义)

引言

➤ 简要阐述该设备的临床价值
➤ 指出该设备目前的质控维修情况,以往在维修方面的研究都集中在哪些方面
➤ 本研究做了哪些工作解决了什么问题

设备基本信息

➤ 简要介绍设备的基本信息(设备型号、医院拥有的数量等)
➤ 设备基本工作原理,尤其是与后续维修案例相关的工作原理,建议注明工作原理示意图

故障分析

➤ 建议选取2~3例相关的典型故障(具有代表性的、原理复杂且可逐步分析的)
➤ 分别介绍故障现象、分析方法、维修过程
➤ 对故障现象及解决过程的重点,应当结合故障现象、设备原理、使用排除法或其他方法对故障进行逐步排查,并列出排查过程
➤ 要有图片辅助说明,如果是电路故障,则需要有电路图;如果是机械故障,则需要有机械故障相关部分原理图片,并使用箭头等形状进行指示

讨论

➤ 该类设备的维修经验总结(排除步骤和方法)
➤ 针对选取的相关故障,对该类型的故障对该类设备进行预防性维护的措施(结合该类设备的质控工作)

参考文献

➤ 20篇以上参考文献
➤ 至少有三分之一近3年参考文献

图 4-10 医疗设备维修类科技论文框架

（2）故障分析：根据故障现象，逐层进行排除分析，最后定位到导致故障的根本原因。涉及电路问题的，给出故障部分电路图；如果是机械故障，给出故障部分的照片或者原理示意图，并对故障点用箭头标注。

（3）故障解决方案：根据找到的故障原因，进行维修方案的制定和实施，尽可能详尽地描述。

四、讨论

（1）对本研究的故障维修实例进行总结，有哪些可以供同行参考借鉴的维修经验。

（2）针对本文中提到的故障实例，指出对于该类型的故障，在日常的维护和质控过程中，可以采取哪些预防性维护的措施（注意参考其他相关研究报道的范例，一来为本研究的参考文献增加一些素材来源，二来增加讨论部分的学术性）。

五、参考文献示例

如果刚开始整理素材，对如何进行文章的撰写完全没有思路，那么最好的方法就是参考目标期刊同类型文章的结构和要求。推荐以下参考文献作为参考。

［1］陈基炜，黄圣雁.由移动式 C 臂机三例典型图像故障探讨设备的维修流程与方法［J］.中国医疗设备，2018，33（8）：100-104.

［2］李桂明，王永胜，肖翔，等.1.5T 核磁共振成像系统失超故障处理及整改总结［J］.中国医疗器械杂志，2021，45（4）：469-472.

［3］解思雨，姚媛媛，徐燕，等.基于数据挖掘关联规则分析法的呼吸机预防性维护机制与数据分析研究［J］.中国医学装备，2021，18（11）：131-135.

［4］裘科烽，郑彩仙.Auto DELFIA1235 免疫分析仪常见故障分析及维修［J］.中国医疗设备，2021，36（8）：170-173.

［5］师庆红，李坤，葛敏，等.Medrad® Intego PET 药品自动给药系统的故障维修［J］.医疗卫生装备，2021，42（10）：106-108.

第七节　医学影像技术类科技论文的撰写

随着大型医学影像设备产品的不断迭代和更新，医学影像检查在临床医疗辅助诊断中占据着越来越重要的地位。其中，影像技术作为连接影像技术产品和影像输出结果的关键技术，其不断在标准化的基础上创新，也是非常有必要的。而科研论文作为科研创新成果的主要展现形式之一，也将为行业的研究者及从业者的学习和交流提供素材来源。然而，科研论文的顺利发表是作为科研成果能否完成并交流和分享的必备要素。

本节将就医学影像技术科技论文撰写相关的要点和问题进行描述。

一、医学影像技术类科技论文框架

按照推荐的写作顺序，进行医学影像技术类科技论文的框架拟定，见图 4-11。

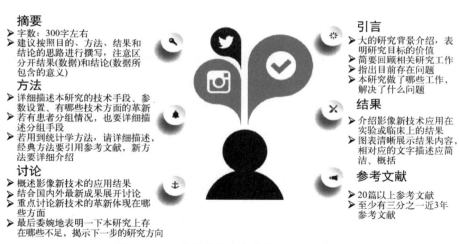

图 4-11　医学影响技术类科技论文基本框架

摘要：300 字左右，不管是结构型摘要还是指示型摘要（研究型文章建议写成结构型摘要），均可以按照目的、方法、结果（数据）和结论（数据衍生出来的意义）的思路进行撰写。

引言：大的背景介绍（本研究该影像技术所应用的疾病领域情况），表明研究的必要性和重要性；简要回顾在该领域的研究进展，指出仍然需要攻克的问题（注意契合本研究的创新点）；本研究做了哪些工作，解决了哪一方面的问题及该问题解决的预期意义。

方法：详细描述本研究的技术手段、参数设置、有哪些技术方面的革新；若有患者分组情况，也详细描述分组手段；若用到统计学方法，需要注明统计学软件版本、统计学方法以及对应的阈值。

结果：介绍影像技术应用在实验或者临床上的结果；图表清晰展示结果内容，并对图表上的关键内容进行必要的解释。

讨论：概述本研究的主要结论性结果；结合国内外相关的研究展开分析讨论，重点讨论该技术的革新体现在哪些方面；最后委婉地指出本研究存在哪些不足（不能存在致命缺陷），为进一步的研究指明方向。

参考文献：重新引用本研究相关的重要文献，做到"新""高""全""整"，建议引用20篇以上的关键参考文献，并且尽可能引用近3年的相关研究成果。

二、各部分的详细撰写技巧

各部分的详细撰写技巧，即材料和方法、结果、引言、讨论和结论、摘要、关键词及文题的撰写技巧，详见"第三章 科技论文的撰写技巧"。

三、参考文献示例

医学影像技术类科技论文推荐以下参考文献作为参考。

[1] 崔莉，周钧锴，王念，等. 便携式非特异性腰痛测量系统研制，中国医疗器械杂志，2021，45（5）：473-478.

[2] 李环，张治国，李程洪，等. 我国各省医用耗材集中带量采购政策比较分析［J］. 中国卫生政策研究，2021，14（3）：48-56.

第五章

论文投稿与发表

第一节　期刊相关概念

一、国内期刊

（一）合法刊物的判定规则

"CN 号"是"国内统一连续出版物号"的简称。CN 类刊物，是指在我国境内注册、国内公开发行的刊物。该类刊物均标注有 CN 字母，通常被称之为 CN 类刊物。根据国家有关法律规定，在国内发行的连续出版物（期刊、杂志、报纸等）必须有 CN 号，否则视为非法出刊。"CN 号"由字母"CN"和 6 位数字及分类号组成，CN 为中国的国名代码，数字中的前 2 位为地区代码，后 4 位为地区连续出版物的序号，最后是分类号。期刊的分类法按《中国图书馆分类法》的基本大类划分，分类号与刊号用"/"隔开，比如《机械工程学报》的 CN 号为"CN11-2187/TH"；《中国医疗设备》的 CN 号为"CN11-5655/R"。

"ISSN 号"是"国际标准连续出版物号"的简称。ISSN 类刊物，是指国际连续出版物（期刊、杂志、报纸等）。ISSN 号是根据国际标准 ISO3297 制定的，其目的是使世界上每一种不同题名、不同版本的连续出版物都有一个国际性的唯一代码标识。该类刊物的刊号前标注有 ISSN 字母，我国大部分期刊都配有"ISSN 号"。ISSN 由 8 位数字组成，分序号和检验码两个部分，ISSN 可以作为一个检索字段，从而为用户增加了一种检索途径。

国内正规刊物需要同时具有这两个刊号。我国对期刊 CN 号管理很严格，只能是国家机关和事业单位主管主办，而且必须经国家新闻出版署批准。

（二）国家级与省级期刊

实际上，我国没有对刊物进行级别划分，即在影响力和专业程度上没有国家级和省级的差别。为了方便管理，根据期刊主管单位的级别而做了区别，即国家单位主管期刊为国家级期刊，省级单位主管期刊为省级期刊。

（1）国家级期刊：一般说来，国家级期刊，即由党中央、国务院及所属各部门，或中国科学院、中国社会科学院、各民主党派和全国性人民团体主办的期刊及国家一级专业学会主办的会刊。另外，刊物上明确标有"全国性期刊"字样的刊物也可视为国家级刊物。

（2）省级期刊：省级期刊是由各省、自治区、直辖市的各部门、委办、厅、局、所，省级社会团体和机构以及各高等院校主办，在国家新闻出版署有登记备案，国内外公开发行的学术期刊。

（三）普刊与核心期刊

1. 普刊

普刊是相对于核心期刊来说的国内的合法刊物。普刊发表容易，对文章内容要求也较低。

2. 核心期刊

大量文献计量学的理论研究和统计实践证明，各学科领域论文在期刊中的分布、利用量都存在着"集中与分散"的客观规律，即大量学科论文及其被利用量集中在少量期刊上，少量学科论文及其被利用量则分散在大量期刊中。20 世纪 30 年代，英国布拉德福提出"布拉德福定律"来研究文献分布的规律，并在此基础上产生了"核心期刊"的概念。

所谓"核心期刊"，其实就是由一定的遴选体系筛选而产生的期刊。简单来说，研究领域的核心期刊，指的是那些发表该研究领域论文较多、使用率（含被引率、摘转率和流通率）较高、学术影响较大的期刊。目前国内有七大核心期刊遴选体系：

（1）北京大学图书馆"北大核心期刊"：指由北京大学图书馆等北京地区十几所高校图书馆、中国科学院文献情报中心、中国学术期刊网、国家图书馆、中国科学技术信息研究所等相关单位期刊工作者及相关专家参加的研究项目，研究成果以图书《中文核心期刊要目总览》发布，自 1992 年起已出版了 9 版。从影响力来讲，其等级属同类划分中较权威的一种。

（2）南京大学"中文社会科学引文索引（CSSCI）"：南京大学中国社会科学研究评价中心从 1998 年开始发布的《中文社会科学引文索引》（Chinese Social Sciences Citation Index，CSSCI），目前收录包括法学、管理学、经济学、历史学、政治学等在内的 25 大类的 500 多种学术期刊。因与"北大核心期刊"同为广泛使用的人文社科期刊目录，而被约定俗成地称作"南大核心期刊"。

（3）中国科学技术信息研究所"中国科技论文统计源期刊（CSTPCD）"：《中国科技期刊引证报告（核心版）》是中国科技信息研究所，按照美国科学情报研究所《期刊引证报告》（JCR）的模式，选定在中国出版的一些科技期刊作为统计源期刊，简称中国科技核心期刊。通俗讲，是理工类的核心期刊（包括农学、医学类等）。

（4）中国社会科学院文献信息中心"中国人文社会科学核心期刊（CHSSCD）"：《中国人文社会科学核心期刊要览》是由中国社会科学院文献信息中心和社科文献计量评价中心共同评定的核心期刊，简称社科院核心。通俗讲，是文科类的核心期刊。

（5）中国科学院文献情报中心"中国科学引文数据库（CSCD）"：中国科学引文数据库（Chinese Science Citation Database）的学科范围包括数学、物理学、力学、化学、天文学、地球科学、生物学、农林科学、医药卫生、工程技术、环境科学、管理科学等。中国科学引文数据库创建于 1989 年，是我国第一个引文数据库，也是我国唯一与 SCI 合作的跨库检索，是 ISI Web of Knowledge 平台上第一个非英文语种的数据库。

（6）武汉大学"武大核心期刊"：武汉大学中国科学评价研究中心

（Research Center for Chinese Science Evaluation，RCCSE）是一个文理交叉的跨学科的学术机构，从 2009 年推出第 1 版《中国学术期刊评价研究报告》，至 2020 年已出版 6 个版本。

（7）CNKI"中国引文数据库（CCD）"："中国引文数据库"是依据 CNKI 收录数据库及增补部分重要期刊文献的文后参考文献和文献注释为信息对象建立的具有特殊检索功能的文献数据库。源数据库包括中国学术期刊全文数据库、中国博士学位论文全文数据库、中国优秀硕士学位论文全文数据库、中国重要会议论文全文数据库等。

在生物医学工程领域，因学科性质决定，接触比较多的就是中国科技核心期刊和北大核心期刊，因此通常说的"双核心"指的是同时为"北大核心期刊"和"中国科技核心期刊"。

（四）A 类、B 类、C 类期刊

A 类、B 类、C 类期刊等是在高校或其他研究机构论文答辩、科研项目申报、学术水平评估等场合经常出现的提法，容易与核心期刊相混淆。A 类、B 类、C 类期刊的划分是各单位根据相关政策文件，结合自身研究优势，从国内外核心期刊数据库进行筛选，把和本单位研究方向相近的、办刊质量好的刊物，划归为 A 类期刊，其次为 B 类期刊，再次为 C 类期刊，以此类推。因此，此种期刊等级的划分，是由各个单位根据自己的科研考核标准制定的，不同单位标准也不同。

注意：此处所说的"C 类期刊"与我们平时说的"C 刊"是有极大区别的。"C 刊"是南京大学"中文社会科学引文索引（CSSCI）来源期刊"的简称，与 C 类期刊不同。即 C 类期刊是各单位根据本单位考核标准制定的期刊类型，而"C 刊"则专指 CSSCI 期刊。

二、国外期刊

（一）SCI 与 EI

SCI、EI 都是期刊文献检索工具，是国际公认的进行科学统计与科学评价的主要检索工具。我们常说的 SCI、EI 只是文献索引数据库，类似国内的知网、万方等数据库，他们从出版商那里收集某些期刊论

文的公开信息数据（题目、作者、摘要、参考文献）储存到自己的数据库里，然后再添加一些自己的信息，比如分类号等，然后对这些信息数据进行分析研究得出自己的结论参数，比如 SCI 每年推出 JCR（《期刊引证报告》）等。

SCI 是 ISI（美国科技信息研究所）出版的《科学引文索引》，只是个检索工具，而投稿是投给 SCI 源期刊（即 SCI 数据库收录的期刊）。

EI（Engineering Index，工程索引）是美国工程信息公司出版的著名工程技术类综合性检索工具。EI 以收录工程技术领域的文献全面且水平高为特点。收录范围包括核技术、生物工程、运输、化学和工艺、光学、农业和食品、计算机和数据处理、应用物理、电子和通信、材料、石油、航空和汽车工程等学科领域。

（二）SCI 与 SCIE

ISI 创建初期提供文献信息服务的工具是一份期刊，名为 Current Contents/Pharmaco-Medical & Life Sciences，收录已经发表的医药学和生命科学领域里的论文信息。1961 年开始出版的科学引文索引（SCI），收录了许多自然科学领域期刊发表的论文并编辑论文索引信息，即 SCI 核心库。

随着网络技术的发展，ISI 由此建立了自己的"科学网"，即"Web of Science"，提供经过扩充的自然科学、社会科学和人文科学文献索引数据，即"SCI Expanded（SCIE）"。SCIE 涵盖了 SCI 核心库的全部内容。

（三）SCI 期刊的分区

由于不同学科之间的 SCI 期刊很难进行比较和评价，中国科学院国家科学图书馆世界科学前沿分析中心根据目前 SCI 收录期刊的影响因子等因素，以年度和学科为单位，对 SCI 期刊进行 4 个等级的划分（即中科院 JCR 分区），每年进行一次期刊分区数据的更新（每年的 10 月份前后）。

中科院 JCR 分区分为基础版和升级版，基础版分区依据是基于期刊的影响因子，即采用 3 年平均影响因子，按照平均影响因子的高低进行划分等级。即根据 13 个大类，176 个学科领域，将各大类的 SCI

期刊按照 3 年平均影响因子划分为 1 区（最高区）、2 区、3 区和 4 区四个等级。中科院分区的 1 区到 4 区的期刊数量不等，呈金字塔状分布，前 5％为该类 1 区、6％～20％为 2 区、21％～50％为 3 区，其余为 4 区。在 2020 年 1 月公布了升级版，升级版由基础版的只收录 SCI 源期刊，扩展为 SCI 和 SSCI 期刊，学科分类由 13 个扩展到 18 个，由按影响因子分区改为按照期刊超越指数分区。从 2022 年起，将只公布升级版分区。

第二节　医学工程相关期刊

国内期刊的分类有很多，相对于医学领域其他学科来说，医学工程从业人员科研领域相关的期刊比较少，为了增大录用的概率，需要初步了解这些期刊。

一、生物医学工程学及卫生管理学相关期刊

（一）"双核心"期刊（中国科技核心期刊＋北大核心期刊）

（1）《中国组织工程研究》

出版周期：旬刊。

收稿范围：组织工程领域的生物材料选择与应用、干细胞培养与移植、硬组织植入物的生物相容性、组织构建过程中相关实验动物模型以及相关基础实验研究、临床研究等优秀文章。

主要栏目：研究与报告、技术与方法、综述与专论等。

投稿方式：官网投稿。

（2）《中国生物医学工程学报》

出版周期：双月刊。

收稿范围：人工器官和生物医用材料、生物效应、生物信息与控制、生物力学、生物医学仪器、中医工程、临床工程等。

主要栏目：论著、综述、简讯等。

投稿方式：官网投稿。

（3）《生物医学工程学杂志》

出版周期：双月刊。

收稿范围：反映我国生物医学工程学领域（生物工程、医学工程、人工器官、生物材料、生物力学、计算机在生物工程中应用等方面）的最新科研成果和科技动态。

主要栏目：论著、新技术与新方法、综述等。

投稿方式：官网投稿。

（4）《中华医院管理杂志》

出版周期：月刊。

收稿范围：医院管理及相关学科领域领先的科研成果、理论探讨以及具有独创性的工作经验等。

主要栏目：医药卫生体制改革，公立医院改革，医院管理论坛，专题研究，医疗保障制度，医疗管理，人力资源管理，医院文化，卫生经济，中医、护理、教学、科研和医技科室管理，医院病案、信息管理，医院建筑、设备、后勤管理，医院感染管理，农村卫生工作，社区卫生服务，基层卫生，卫生保健，学科建设，国外医院管理，等等。

投稿方式：官网投稿。

（5）《中国医院管理》

出版周期：月刊。

收稿范围：我国医院管理学术研究和实践探索的最新进展。

主要栏目：论坛、医院改革、工作研究、人力资源管理、医院经营、经济管理、信息管理等。

投稿方式：官网投稿。

（6）《中国医院》

出版周期：月刊。

收稿范围：医疗卫生领域权威人士访谈或论述、就医院管理经营焦点或热点问题的特别策划、政策法及权威信息发布、著名医学专家的从医感悟、医院管理创新、管理实务、医疗机构维权与自律、医院质量、医院评审、医院安全、医院护理、医院药事、医院文化、医患之间、学科建设、医院与法制、医院人力资源、医院后勤、医院感染管理、病案管理、门急诊管理、实验室管理、医院建筑、院长之声、医院采风、海外视窗等。

主要栏目：论述、管理创新、权威发布、管理实务、医院经营、医院安全等。

投稿方式：官网投稿。

(二) 中国科技核心期刊

(1)《中国医疗设备》

出版周期：月刊。

收稿范围：医学工程领域的新进展、新理论、新技术和创新成果等方面的论述，为研究型或综述型论文。

主要栏目：研究论著、仪器质控与计量、仪器原理与使用、临床工程、临床影像技术、医院数字化、科学管理、综述、设备维修等。

投稿方式：官网投稿。

(2)《中国医学装备》

出版周期：月刊。

收稿范围：医学工程领域的重大科技成果与最新进展。

主要栏目：学术论著（生物医学工程、技术评估、转化医学、数字医学、管理科学、实验科学等）、综述、维修工程及企业风采、专访、专题及简讯等。

投稿方式：官网投稿。

(3)《医疗卫生装备》

出版周期：月刊。

收稿范围：紧紧围绕生物医学工程、卫生装备、医学计量、临床工程等多个学科开展选题，刊载医学院校、科研院所、医疗机构、医疗器械管理等相关单位专家和管理、技术人员的稿件。

主要栏目：论著（专题研究、研究与设计、医械应用与质控、学术论坛）、综述、技术保障等。

投稿方式：邮箱投稿或官网投稿。

(4)《中国医疗器械杂志》

出版周期：双月刊。

收稿范围：主要报道医疗器械领域的研究开发成果，包括材料、设计、制造工艺上的创新性进展，解读新法规、新标准，介绍政府监管经验，传递国际国内技术和市场发展趋势及其他相关信息。

主要栏目：设计与制造、综合评述、监管与测试、临床医学工程、研究与论著等。

投稿方式：官网投稿。

（5）《中华生物医学工程杂志》

出版周期：双月刊。

收稿范围：生物医学工程学研究的新理论、新方法、新技术，生物医学工程学在临床中的最新应用成果。

主要栏目：论著、述评和专题、医学基础与临床实践研究、临床流行病学技术/方法、综述和信息、病例讨论、经验交流。

投稿方式：官网投稿。

（6）《中国医药生物技术》

出版周期：双月刊。

收稿范围：医药生物技术研发、应用、产业化、市场管理的方向稿件。

主要栏目：述评、论著、法规与标准、研发管理与控制、产业论坛、会议纪要、综述、讲座、继续教育园地、讨论与争鸣、新技术与新产品、环球动态、科技园区巡礼、海外见闻、读者来信、书评（或书讯）、人才交流与招聘以及学术活动预告等。

投稿方式：邮箱投稿或官网投稿。

（7）《实用临床医药杂志（医工结合创新研究）》

出版周期：半月刊。

收稿范围：刊载反映医学工程领域技术和社会发展的最新成果。

主要栏目：医工结合研究、指南与共识、慢性病管理、胸部疾病、骨研究、肿瘤研究、心脑血管疾病、消化系统疾病、肿瘤、妇产科研究、中西医结合药学、脑科疾病护理、整合胃肠病、急重症医学、呼吸系统疾病等研究专题，以及专家述评、学术前沿、智库研究报告等栏目。

投稿方式：官网投稿

（8）《北京生物医学工程》

出版周期：双月刊。

收稿范围：医学图像处理、生物医学信号检测与处理、生物医学信息与控制、生物材料、人工器官、生物力学、生物医学测量、中医工程、数字化医学中心、计算机在生物医学中的应用、医疗设备和器械等方面的理论研究与最新科技成果。

主要栏目：论著、综述、研究简讯、临床应用、仪器维修等。

投稿方式：官网投稿。

（9）《中国医学物理学杂志》

出版周期：月刊。

收稿范围：医学物理领域的新成果。

主要栏目：医学放射物理、医学影像物理与临床、医学信号处理与医学仪器、医学生物物理与临床应用、医学物理教育等。

投稿方式：官网投稿。

（10）《生物医学工程研究》

出版周期：季刊。

收稿范围：人工器官、生物材料、生物力学、生物信息与控制、生物医学仪器、生物医学测量、心脏起搏与心电生理、医学超声工程、血液净化、人工智能、医学图像与成像、核医学装备、介入医疗工程技术、康复工程、组织工程、生物芯片及传感器、医学物理、生物效应等领域的文章。

主要栏目：研究论文、科研简报、文献综述、专题讲座、新产品评介、信息动态等。

投稿方式：官网投稿。

（11）《生物医学工程与临床》

出版周期：双月刊。

收稿范围：生物力学、生物材料、人工器官、生物控制、生物医学信息测量与处理、组织工程、基因工程等领域的基础研究和临床应用研究，以及临床工程等方面各类文章。临床内容包括放射影像、超声、介入医学、心脑电生理、骨关节、体外循环、微创腔镜医学、医学检验仪器、放射（射频）治疗、人工器官、血液净化、组织工程、干细胞治疗等。

主要栏目：基础研究、临床研究、临床工程、综述、专家论坛、技术交流、信息动态。

投稿方式：官网投稿。

（12）《解放军医院管理杂志》

出版周期：月刊。

收稿范围与栏目：包括主题专栏、本刊特稿、管理创新、医改政策法规、公共卫生管理、医院战略管理、医院文化与政治工作、医院人力资源管理、医院经济管理、医院学科与科研管理、医院教育训练管理、医疗质量与安全、预防保健管理、医院药事管理、医院护理管理、医院后勤管理、医学工程管理、医院信息管理、医院科室管理、医院战备管理、医院为部队服务、医院应急保障、基层动态、国外医院管理动态，涵盖了医院管理的各个方面。

投稿方式：官网投稿。

（三）医学工程相关"普刊"

"普刊"是相对于核心期刊来说的国内合法刊物，也可以作为投稿时的选择。

（1）《医疗装备》

出版周期：半月刊。

收稿范围：未曾公开发表的具有原创性的医疗装备相关的研究论文、前沿领域综述等。

主要栏目：论著、医学工程、监管与检测、医学检验、科学管理、临床应用、使用与维修、护理实践、综述。

投稿方式：官网投稿。

（2）《中国医疗器械信息》

出版周期：半月刊。

收稿范围：临床医疗诊疗、工程技术管理和设备研发等相关稿件，国内外最新医疗器械应用与科技、市场及政策法规等相关稿件。

主要栏目：专题、调研报告、技术报告、标准检测、设备管理、行业报道等。

投稿方式：邮箱投稿。

（3）《现代仪器与医疗》

出版周期：双月刊。

收稿范围：报道仪器设备研制新技术新进展，反映科学仪器在现代医疗临床诊断、治疗及制药领域的深化应用，推广仪器使用、维修和管理经验。

主要栏目：论著、研究报告、综述与专论、研制开发、影像介入、医疗数字化、临床研究、质控监管、检验检测、器械评价、管理论坛、技术应用与推广、使用维修、行业快讯、信息视窗等。

投稿方式：官网投稿。

（4）《中国医学工程》

出版周期：月刊。

收稿范围：生物力学、生物材料学、生物信息学、药物动力学、组织工程学、生物医学信号检测与传感器、生物医学信号处理、生物医学图像处理、生物系统建模与仿真、人工器官、医疗仪器研制与应用等。

主要栏目：论著、综述、临床研究、新技术进展、临床报道、经验交流、病例报告等。

投稿方式：官网投稿。

二、医学影像学相关期刊

（一）"双核心"期刊（中国科技核心期刊＋北大核心期刊）

（1）《中华放射学杂志》

收稿范围：放射学领域领先的科研成果、影像检查技术、临床诊疗经验、影像检查和诊断的专家共识及指南，以及对放射学临床有指导作用且与放射学临床密切结合的基础理论研究。

主要栏目：规范与共识、论著类（各系统放射学及基础研究）、短篇论著（临床诊治经验总结）、病例报告、经验介绍、技术交流、讲座、综述、会议（座谈）纪要、临床病例讨论、读片集萃、国内外学术动态等。

投稿方式：官网投稿。

（2）《中国医学影像技术》

收稿范围：放射医学、超声医学、影像技术学、介入医学、核医学、医学物理与工程学、内镜诊断治疗学以及相关学科论文。

主要栏目：研究论著、综述、经验交流（论著摘要）和个案报道四大类，其中研究论著又根据专业学科内容细分为实验研究，中枢神经影像学，头颈部影像学，心脏、血管影像学，胸部影像学，腹部影像学，妇产科影像学，生殖泌尿影像学，骨骼肌肉影像学，影像技术学，医学物理与工程学等。

投稿方式：官网投稿。

（3）《中华超声影像学杂志》

收稿范围：临床各科超声诊断、介入性超声等研究成果，以及组织声学特征、超声生物效应、医用超声声学成像原理等。

主要栏目：临床研究、实验研究、技术研究、综述、述评、短篇论著、病例报告、作者编者读者。

投稿方式：官网投稿。

（4）《临床放射学杂志》

收稿范围：涉及 X 线、CT、MRI、介入放射学等影像学领域的科研论著、临床经验总结、技术探索、讲座、综述、读片窗等类型的文稿。

主要栏目：读片窗、中枢神经放射学、头颈部放射学、胸部放射学、腹部放射学、介入放射学、影像学技术。

投稿方式：官网投稿。

（5）《放射学实践》

收稿范围：影像医学的最新进展和成果。该刊始终关注国内外影像医学的新进展、新动态和新技术，全面介绍 X 线、CT、MRI、介入放射学和放射治疗、核医学等影像医学方面的新知识、新经验。

主要栏目：设有各系统影像学论著、综述、病例报道、经验介绍等常规栏目，还设有图文讲座、北美放射学会聚焦、本刊特稿、专家荐稿、研究生展板、实验研究、继续教育园地、请您诊断、国内外学术动态、外刊摘要、信息窗等特色栏目。

投稿方式：官网投稿。

（6）《介入放射学杂志》

收稿范围：国内新兴学科——介入放射学科研成果、临床实践的应用和经验，介绍国外介入放射学科研动态和新进展。

主要栏目：述评、论著、护理论坛、实验研究、短篇、经验介绍、病例报告、综述、讲座等。

投稿方式：官网投稿。

（7）《中国超声医学杂志》

收稿范围：超声医学领域的新成果、新技术、新进展。

主要栏目：临床研究、实验研究、超声治疗、经验交流、病例报告、超声工程新技术、述评、综述、讲座、编读论坛以及国内外学术活动信息等专栏。

投稿方式：邮箱投稿附打印稿。

（8）《磁共振成像》

收稿范围：磁共振成像技术的临床应用与基础研究，内容包括人体各部位磁共振成像、功能磁共振成像、磁共振成像序列设计和参数优化、磁共振对比剂的优化方案、新型磁共振对比剂的开发与应用、磁共振引导下介入治疗、磁共振物理学、磁共振成像的质量控制等，以及磁共振成像最新进展和发展趋势。

主要栏目：名家访谈、述评、基础研究、临床研究、技术研究、讲座、综述、病例报告、资讯等。

投稿方式：官网投稿。

（9）《国际医学放射学杂志》

收稿范围：临床放射学领域有关创新性科研成果、影像检查技术、影像诊断及评价等方面的原创性研究，对影像学科发展具有指导性的述评，基础理论研究、专家共识及指南，国内外学术科研及放射学科建设方面的动态信息。

主要栏目：专家述评、论著、综述、临床探究与评析等。

投稿方式：官网投稿。

（10）《中国医学影像学杂志》

收稿范围：放射医学、超声医学、核医学、介入医学、影像技术学、医学影像工程学等相关学科的原创性论文。

主要栏目：实验研究、中枢神经影像学、头颈部影像学、乳腺影像学、心脏影像学、胸部影像学、血管与介入放射学、腹部影像学、妇产科影像学、生殖泌尿影像学、骨骼肌肉影像学、影像技术学、医学影像工程学、文献计量学、继续教育与管理、述评与综述。

投稿方式：官网投稿。

（11）《中国介入影像与治疗学》

收稿范围：介入影像与治疗学、介入超声学、介入材料学、药物学与护理学等方面的临床研究、基础研究以及医、理、工结合的成果与新进展。

主要栏目：专题讲座、专家述评、临床研究、实验研究、综述、经验交流、个案报道等。

投稿方式：官网投稿。

（12）《中华医学超声杂志（电子版）》

收稿范围：超声医学领域领先的科研成果、临床诊断治疗技术和经验。

主要栏目：视频、述评、专家论坛、综述、中枢神经超声影像学、头颈部超声影像学、心血管超声影像学、外周血管超声影像学、腹部超声影像学、妇产科超声影像学、生殖泌尿超声影像学、浅表器官超声影像学、介入超声影像学、新技术与新方法、经验与技术交流、临床病例研究、病例报告、继续教育、读者来信、仪器与设备等。

投稿方式：官网投稿。

（13）《中华核医学与分子影像杂志》

收稿范围：核医学与分子影像领域领先的科研成果和临床诊疗经验，以及对核医学与分子影像临床有指导作用，且与核医学与分子影像临床密切结合的基础理论研究。

主要栏目：论著、短篇论著、病例报告、讲座、综述、国内外学术动态、会议（座）纪要、读片集萃、技术交流、新技术研究或应用、质量控制、经验介绍及专题研究等。

投稿方式：官网投稿。

（14）《中国医学计算机成像杂志》

收稿范围：放射诊断、介入、超声、核医学等医学影像学领域的基础理论和临床应用研究成果，介绍新技术、新方法、新理论和新进展。

主要栏目：神经影像学、头颈部影像学、胸部影像学、腹部影像学、骨骼肌内影像学、儿科影像学、介入放射学、核医学等。

投稿方式：邮箱投稿。

（15）《实用放射学杂志》

收稿范围：X射线、计算机X射线摄影（CR）、数字X射线摄影（DR）、DSA、CT、MRI、介入放射学、影像技术学等方面的新知识、新成果。

主要栏目：中枢神经放射学、头颈部放学、胸部放射学、乳腺放射学、腹部放射学、骨骼肌肉放射学、泌尿生殖放射学、血管放射学、小儿放射学、介入放射学、影像技术学、实验研究、综述、述评、计算机在医学影像学中的应用、继续教育、讲座、述评、短篇论著、经验交流、病例报道等。

投稿方式：官网投稿。

（16）《中华放射医学与防护杂志》

收稿范围：有关电离辐射生物效应、临床研究、放射治疗、放射卫生、辐射防护与管理、环境放射性监测、核事故医学应急、辐射剂量学等方面的科研成果，临床诊治经验和管理经验。

主要栏目：述评、放射生物学、放射病救治、放射治疗、放射卫生、辐射剂量、影像技术、论坛、综述、消息等。

投稿方式：官网投稿。

（17）《中华放射肿瘤学杂志》

收稿范围：肿瘤放疗临床、肿瘤临床放射生物、肿瘤临床放射物理、热疗学等。

主要栏目：头颈部瘤、胸部瘤、腹部瘤、生物·物理·技术（专论、论著、短篇论著、综述）等。

投稿方式：官网投稿。

（二）中国科技核心期刊

（1）《中国临床医学影像杂志》

收稿范围：各种影像诊断技术的基本原理、适应证的选择、各种疾病的影像学改变及其临床意义，各种影像诊断技术的研究成果和临床经验，医学影像技术在诊断、治疗、科研方面的新成果、新经验。

主要栏目：论著、综述、短篇论著、影像技术、病例报告等。

投稿方式：官网投稿。

（2）《临床超声医学杂志》

收稿范围：国内外超声影像学研究进展、临床超声疾病诊断、介入性超声、超声造影、超声分子影像基础与临床应用、超声医学工程及人工智能等。

主要栏目：临床研究、实验研究、技术研究、综述、经验交流、临床报道、病例报道、病案讨论、述评、专家讲座、编译等。

投稿方式：官网投稿。

（3）《中华介入放射学电子杂志》

收稿范围：介入医学和影像学领域领先的科研成果、临床诊疗技术和经验，以及与介入诊疗技术密切相关的医学和生物医学工程基础理论研究。

主要栏目：述评、综述、论著、病例报道、专家讲座、名家风采、学科建设、介入护理等。

投稿方式：官网投稿。

（4）《中国 CT 和 MRI 杂志》

收稿范围：CT 和 MRI 领域最新研究成果和重大进展。

主要栏目：论著、实验研究、技术交流、论著摘要、经验介绍、讲座、综述、病例报告、会议（座谈）纪要、相关设备及运用、临床病理（病例）讨论、读片指南、国内外学术动态、国外文献介绍、医学见闻等。

投稿方式：邮箱投稿和线上投稿。

（5）《医学影像学杂志》

收稿范围：医学影像相关文章。

主要栏目：专家笔谈、实验研究、研究生园地、综述、论著、论著摘要、经验介绍、病例报告、QA（质量保证）、QC（质量控制）、临床教学、病例讨论、国内外学术动态。

投稿方式：官网投稿。

（6）《影像诊断与介入放射学》

收稿范围：X 线诊断、CT 诊断、MR 诊断、介入治疗、核医学以及超声医学等学术文章。

主要栏目：论著、短篇报道、技术交流、经验介绍和护理天地。

投稿方式：官网投稿。

（7）《国际放射医学核医学杂志》

收稿范围：放射医学与核医学领域新成果、新进展、新技术的论著、综述、临床经验、标准与法规等。

主要栏目：论著、综述、短篇论著、病例报告、技术交流、专题研究、国际会议（座谈）纪要、述评及学术考察报告等稿件。述评和专题研究等稿件主要为预约稿。

投稿方式：官网投稿。

（8）《中国数字医学》

收稿范围：数字医学相关内容。

主要栏目：数字医学基础研究、新技术应用、智慧医院建设与实践、智能医学与数字诊疗、数字诊疗技术与应用、数据资源管理与利用、互联网医疗健康、基础设施建设与网络安全、基层与区域卫生信息化、专题策划、专家述评、标准共识、前沿动态、案例分享等。

投稿方式：官网投稿。

（9）《分子影像学杂志》

收稿范围：放射医学、超声医学、核医学、介入医学、影像技术学、医学影像工程学等相关学科论文。

主要栏目：基础研究、临床研究、技术方法和综述等。

投稿方式：官网投稿。

（10）《肿瘤影像学》

收稿范围：以肿瘤类疾病为主，非肿瘤类为辅，涉及放射诊断学、超声医学、核医学、介入医学、内镜诊断治疗学、光成像学、综合影像、医学影像工程以及相关学科的论文。

主要栏目：专家评述、专题论著、论著、技术交流、个案报告、综述等。

投稿方式：官网投稿。

第三节　选刊与投稿

一、选刊的原则

选刊的原则是需要在写论文时就搞清楚的重要问题，因为不同的目的决定着投稿的刊物级别、投稿质量、发表时间等问题。比如晋升中级职称，需要的是统计源核心期刊或者正规的学术期刊即可，那么按照科技核心或者普刊等的要求准备即可；而如果晋升高级职称，需要的是统计源核心期刊或者北大核心期刊，那么就需要按照北大核心期刊等的要求进行文章的准备；甚至有不少晋升过程中需要 SCI 期刊的，则需要按照 SCI 期刊的要求进行文章的准备（本节限于篇幅，只介绍中文期刊相关的内容）。

综上，根据发表文章的目的，需要基于如下角度去考虑目标期刊：①刊物级别；②发表周期；③版面费；④录用难易程度；⑤业界认可度。

二、选刊的方法

确定好文章发表的目的，基于上述选刊原则，即可按以下方法选择期刊。

（1）所引用的参考文献大部分来源于哪些期刊：根据你所引用的参考文献的期刊来源，将这些期刊作为备选期刊，再基于各个期刊的收录范围、栏目设置等进行精确的选择后确定最合适的目标期刊进行投稿。

（2）相关选题的文章都发表在哪些期刊：根据所撰写的文章的主题进行检索，看看该类主题的文章都发表在哪些期刊上，再基于各个期刊的收录范围、栏目设置等进行精确的选择后确定最合适的期刊进行投稿。

（3）本学科内的期刊目录：通过知网、万方等学术数据库，均可以查阅到各个学科领域的期刊目录。此外，通过北京大学图书馆每三年出版的《中文核心期刊要目总览》以及中国科学技术信息研究所自主开发的 APP——"中国科技核心期刊引证报告（核心版）"，均可以对本学科领域的核心期刊目录进行查阅。在"中国科技核心期刊引证报告（核心版）"中，医疗设备相关的期刊归属于"卫生管理学、健康教育"学科，在 APP 界面查阅该学科相关科技核心期刊目录的步骤及方法，见图 5-1。该 APP 的数据为每年随着新一版本的科技核心期刊目录的更新而更新，所有在该 APP 上能查到的期刊均为科技核心期刊。

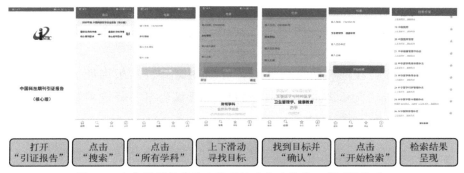

| 打开"引证报告" | 点击"搜索" | 点击"所有学科" | 上下滑动寻找目标 | 找到目标并"确认" | 点击"开始检索" | 检索结果呈现 |

图 5-1 专业学科科技核心期刊检索方法推荐（引证报告法）

三、投稿

在各期刊的稿约、征稿函等信息中一般都发布了具体的投稿方式，按要求投稿即可。各期刊相关信息可登录万方、知网等各大数据库查询。以《中华放射学杂志》为例，在万方数据中查询此刊相关信息的方法如下。

第一步：打开万方数据的官方网站。

第二步：左侧下拉框选择"期刊"——搜索框输入期刊名称——右侧点击"搜期刊"（图 5-2）。

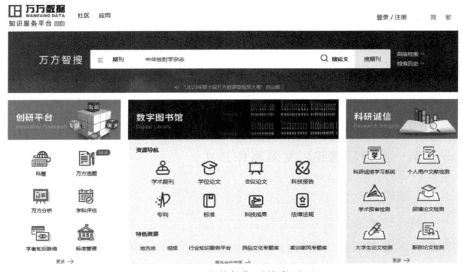

图 5-2 万方数据期刊搜索页面

第三步：找到目标期刊并点击，期刊名称后边的"CSTPCD"代表此刊为中国科技核心期刊，"CSCD"代表中国科学引文数据库收录期刊，北大核心即代表北大核心期刊。

第四步：在期刊的主页面上，有期刊简介、出版周期、电话、地址等，点击"文章浏览""特色栏目""征稿启事"等选项可进入相关页面进行了解（图5-3）。

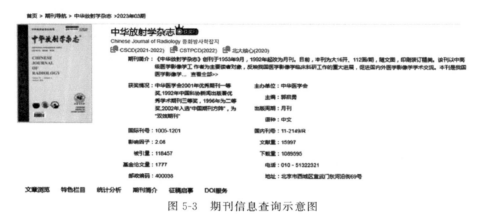

图 5-3　期刊信息查询示意图

第四节　审稿意见解读及修改

在投稿之后，耐心地等待一段时间，就可能收到期刊社发来的审稿意见或者修改意见。很多作者面对修改意见，不知道该怎么修改，本节将分析一下常见的几种修改意见及其应对方式。

一、第一类审稿意见：文章写作方式

1. 逻辑性欠佳

如果这条意见是作为退稿意见发送给作者的，那么说明这篇文章本身确实存在问题，即使修改后再重投，录用的可能性也不大，建议作者大改后改投其他期刊。

如果这条意见是作为修改意见反馈给作者的，说明文章还是有一些被杂志或审稿专家认可的内容，比如具有一定的创新性，或者具有较强的应用价值，或是这个选题正好是期刊社热衷且这方面文章目前投稿量比较少的一种类型。不管是什么原因，当收到这条修改意见之后，作者认真修改后再返回给期刊社，被收录的可能性还是很大的。

但是，对于此类型的问题，应该怎么修改呢？

这种类型的修改意见，一般意味着这篇文章需要整体从架构上进行调整。一般情况下，编辑在发送这条修改意见时，通常还会附带一些详细的修改建议，比如建议作者按照某种逻辑进行写作，这种情况下，作者按照编辑建议的逻辑进行梳理即可。然而，如果编辑没有推荐写作逻辑，就需要作者自己进行梳理了。

文章写作的基本逻辑是什么呢？这在前文已讲述，即：

为什么要研究这个问题？——引言

这个问题是怎么研究的？——材料和方法

解决了这个问题的哪些方面？——结果

这个问题的解决意味着什么？——讨论及结论

比如要写一篇信息化管理系统的设计类的科技论文：

（1）第一步先写清楚为什么要做这个研究（引言），即需要在引言中通过层层递进的形式（注意引言的倒三角结构），引出目前该领域存在的问题，从而引出进行信息化系统设计的必要性。

（2）第二步写清楚该信息化系统是怎么设计的以及设计的整个过程，这个过程的写作也是要有内在逻辑的，比如在整体设计框架确定好之后，先进行硬件的搭建，再进行软件的设计，最终设计一套完整的信息化管理系统。这个设计过程就是材料和方法的写作。要注意的是，一定要注明设计过程中的核心技术，即充分展示研究的创新性。

（3）第三步注明设计的这个系统解决了什么问题，也就是整个应用过程以及应用情况或应用效果。而应用效果是必须要通过主观和客观数据来进行评价的，这就是结果部分的写作了。

（4）第四步揭示结果部分的一些主、客观数据说明了什么？这个研究的创新性如何，这就是讨论部分的写作了。

（5）第五步进行全文的简单总结，说明本研究的意义，即形成结论。这样整个文章的逻辑就梳理好了。

2. 未按照科技论文的基本写作方式撰写，更像是工作总结

编辑在发送这条修改意见时，往往会附带一部分内容，比如本文只是常规的工作总结，未到达研究水平；本研究有一定的创新性，但是未按照科技论文的基本写作方式撰写。如果是前者，一般是作为退稿意见的，说明该研究确实是达不到该杂志的收录要求；而如果是后者，往往还是有一定的录用希望的，但是需要做较大的改动。那么怎么改呢？

这种类型的修改意见一般是出现在医疗设备或医用耗材的科学化管理等科技论文中。医疗设备/医用耗材的管理是医院医学工程从业人员的主要日常工作，平时作者可能需要写一些阶段性的工作总结，以致在进行论文写作时，就像记录工作一样把总结搬上来，这样显然是不行的。

科技论文和工作总结有很大不同，科技论文具有科学研究的属性。在进行工作总结时，思路通常是：某件工作需要做了（为什么要做）—是怎么做的—做得怎么样—总结。

如果把这个思路转化成论文格式后，内容还可以是以上内容，只是表述方式需要进行改变，即：引言（为什么要做这项研究？做这项研究的重要性和必要性阐述）—材料与方法（该研究针对哪些群体、哪类设备进行的研究？怎么进行抽样的？怎么设计管理方案，或者采用的管理理论来自于哪里？是怎么进行管理的？管理效果的评价方法是什么？即把开展这项研究所用到的方法逐步进行阐述）—结果（根据写作的材料与方法，对应写作结果，一个方法必然会对应获得一些结果，这些结果有的是模型，有的是数据，都应与方法一一对应）—结论（即讨论和总结，先对结果进行解释并讨论，再进行简单总结）。

3. 引言部分的写作问题

（1）逻辑性不强，不能引出本文研究内容。

这个意见在论文审核中比较常见。引言的写作要遵循其内在逻辑，这就又回到前面所讲到的引言写作的逻辑性问题上来了，即本研究拟解决的问题意义重大，并且亟需解决（本文研究的问题的引出）→本研究的管理手段或方法对这一关键问题有重要价值→近期研究的难点问题（与本研究相关的研究存在局限性/空白/争议，要具体分析近 3 年有影响力的文献）→本研究可以解决这个难点（介绍本文的创新性）→提出本文的研究目的和意义。

对应着这几部分，找出所写引言部分存在的问题，再进行补充修改。

（2）引言写作未突出本研究的必要性。

研究的必要性从哪里来呢？在引言写作中，作者通常会写：×××方面的研究较少，因此开展了本研究。这句话看似说了本研究的必要性，但×××方面的研究较少真的就能说明本研究有开展的必要吗？即使之前只有一个人开展了此项研究，但这一个研究就把问题分析得非常透彻，还有继续研究的必要性吗？由此可见，×××方面的研究较少并不能说明本研究的必要性，而是这较少的研究中还存在哪些问题或是未研究到的空白，才是开展研究的必要性。因此，可以对目前相关研究所存在的问题进行专项梳理，总结有哪些空白、争议、缺陷，本研究来填补空白、解决争议、弥补缺陷，以此来说明本研究的必要性。

（3）未写明本研究的研究内容与重要意义。

这条意见说明了在引言写作过程中，只介绍了背景性内容，没有在最后引入本研究。应该在引言的最后，写出本研究计划怎么做，要解决什么问题。最重要的是，在本文研究内容的最后，一定要说明本研究的重要意义（1～2 句话），这是论文写作中大家比较容易忽略的。

4. 语言描述问题

（1）本文多处语言不通顺、专业术语使用不规范。

如果只是收到这类型修改意见，说明本文还是有很大录用希望的。一般作者对这类问题不重视，只会在意见答复书中简单回答"已通读"或者"已认真修改"。其实，这类问题才是作者应该特别重视的，因为语言通顺是对一篇文章的最基本要求，如果只有一两句，编辑一般会认为是笔误，不会单独提出这个问题。因此，作者需要逐字逐句进行通读，消灭所有语句不通之处，但鉴于个人的语言表达习惯，很多语句不通顺之处自己是检查不出来的，收到这条修改意见，且确实读不出不通顺之处，建议找两位文字功底较好的同事帮忙认真审读一遍

（最好是本篇文章的作者之一）。

（2）缩略语使用不规范。

缩略语的使用是作者比较容易忽略的问题，有些口头上常说的缩略语，作者会在写论文的时候直接使用，会让不熟悉本细分领域的读者产生疑惑。当收到这种类型的修改意见时，作者可能会疑惑，怎么使用缩略语才算规范呢？一般杂志的要求如下：

对于中文摘要和正文中首次出现的英文缩略语，都须分别先注明中英文全称，再注明缩略语；英文摘要首次出现缩略语时要写出英文全称。缩略语定义之后，在文中出现时（图、表、文后参考文献中除外），要使用该缩略语，不得使用全称。

5. 讨论部分的写作问题

（1）没有讨论部分。

对于医学工程科技论文来说，没有讨论的现象比较常见，前几年编辑几乎默认了医学工程科技论文可以没有讨论。但是近几年随着医学工程的发展，行业内人员的科研能力逐步提升，现在越来越多的期刊要求论文要有讨论部分。如果期刊社给出的修改意见里有这一条，作者就需要补充讨论了。建议首先对该研究的类型进行分析，明确这个研究是方法上的创新，还是结果上的创新，还是对结果表现出的现象进行进一步的延伸？确定之后，就可以根据前面章节中讲到的讨论部分的写作方式进行补充了。

（2）未针对本文结果进行讨论。

收到这类修改意见的文章，大部分是把讨论写成了小综述。讨论是要针对本文的研究内容进行讨论的，一般是针对研究结果进行讨论。但有些作者在写文章时对讨论把握不准，直接像写引言一样，通过大量文献说明本研究的必要性，或者直接写本研究所在领域的现状，这显然是不行的。这就需要重写结论，在写的时候结合本研究内容，在一个段落里一般有两种形式：①前半部分写通过描述行业相关研究，然后转到这和本研究的结果一致，或者通过这个方式说明本研究结果是可信的；②前半部分写本研究的某一结果，然后再进行查阅文献，将本研究结果与相关的研究对比，说明本研究结果的科学性或先进性。

（3）大量重复结果中的数据。

文章结果部分会有大量的数据，在讨论的时候应该更多地讲述结果意味着什么，不用再重复写出结果中的数据。收到这个修改意见时，作者应该仔细检查结果中哪些地方提及了结果中的数据，这些数据是否真有必要，尽量修改为结果代表的意义。

（4）讨论缺乏逻辑性。

有些论文是有讨论的，也是结合本研究的内容进行讨论的，但是讨论各段落之间几乎没有关联性，想到哪写到哪，几乎无逻辑可言。当收到这条修改意见时，就需要仔细看看讨论是不是根据结果的层层递进关系也进行了层层递进的讨论，当思路比较混乱的时候，建议采用列小标题的形式，进行辅助写作。

（5）未讨论本文的局限性或局限性写得不清楚。

如果没有写的话，直接补充上即可。写作的时候要注意：局限性是一些可以解决的小问题，而不是重大错误或者重大缺陷；如果局限性不止一个，可以分条编号后写作。

6. 参考文献问题

作者常常收到的关于参考文献的修改意见有：①参考文献在正文中未按顺序排列；②参考文献重复；③参考文献数量过少；④参考文献太过陈旧；⑤参考文献格式不规范。

对第①条和第②条，作者只能通过仔细核查发现问题，然后修改。第③条和第④条的出现可能与作者不会文献检索、查不到最新的相关参考文献有关，建议通过进一步学习相关的技巧，掌握正确的方法，继而进行文献检索。对第⑤条，则需要掌握参考文献的格式要求，或者借助于文献管理软件进行格式修改。

二、第二类审稿意见：研究内容存在问题

1. 创新性欠佳

这个审稿意见很常见，比如，"已有很多相关研究，与以往研究相比，本研究未见明显创新之处"。这条意见往往是在退稿意见中，如果编辑给作者反馈了这个意见，即使修改后重投，这篇文章也很难被这个杂志录用了。建议作者在题目、引言、讨论等处下功夫，斟酌语言，查阅文献，说明本研究与以往发表文献的不同之处，突出本研究的创新性后，再改投同类其他杂志。

2. 不符合本刊的收录主题

这种类型的意见一般出现在退稿意见里，比如研究的内容偏临床研究，与医疗设备关系不大，但是投了医疗设备类的杂志，就会出现不符合杂志收录主题的问题，继而被退稿。这种情况就只能改投其他杂志了。

3. 研究太过简单

当收到这种类型的审稿意见时，一般意味着本研究的深度或广度不够，不足以支撑其作为科技论文在该期刊进行发表。建议充实内容后，再改投其他水平略低或要求更低的杂志。

4. 优中选优

"虽然研究的内容很好，但因本刊投稿文章过多，只能优中选优"，这也是一种常见的退稿意见，这种意见通常是比较含蓄地表明研究的深度或广度尚达不到该期刊录用的要求，建议核查文章是否存在重大问题，如果没有，进行一定的修改后直接改投其他杂志。

三、第三类修改意见：专业性错误或遗漏

1. 统计学方法不合理

"本文采用的统计学分析方法不合适，建议使用××统计学方法对××问题进行分析"，收到这个修改意见，如果你确定你的统计学方法完全没有问题，是可以打电话和杂志社编辑沟通的。但一般不建议直接打电话沟通，应该是虚心接受审稿意见，使用编辑推荐的统计学方法试一试，如果确实不行，可以在意见答复书中说明情况。

2. 设备参数描述不全面

对于设备参数不全面的问题，直接修改补全即可，建议下载目标期刊已发表的同类型论文，参考其设备参数标注的格式进行补充。

3. 维修方法不合理、管理模型不科学

这种一般是研究本身的问题，一般也没有修改的必要。

4. 缺少应用数据

信息化系统设计或者科学管理类的文章，很容易出现这类型的问题。其实，只要掌握了论文的写作方法，是不会出现这个问题的。针

对这类型的问题：信息化系统设计的文章，需要补充信息化系统应用前后的数据，通过不同的指标去评价这个系统的应用效果；医疗设备/医用耗材科学管理类的文章，需要把文章中的文字描述转化为具体的数据，最好使用统计学方法进行数据的对比分析，以便说明本研究的科学性和有效性。

5. 表格存在问题

审稿意见涉及表格的问题主要有以下三种：

（1）数据小数点后，有效位数统一的问题；

（2）表格的自明性问题；

（3）量和单位的表达方式。

这几种问题都是细节性的，比较容易解决，如使相同类型的数据小数点后位数一致，将表格中容易存在疑虑的地方（比如缩略语）解释清楚，补充物理量的单位。

6. 图片存在问题

（1）图片存疑：信息化系统截图未带单位或者作者标识；影像学图片缺少能够佐证该图片来源或者数据真实性的相关信息。

这个问题的解决需要作者在截图时格外注意，最好登录后再进行截图。如果使用影像学图片，一定要记得选择规范的图片，并保留医院名称、设备名称、图像采集时间等相关信息。

（2）图片不清晰、图的自明性问题：这两个问题只需要尽可能提供原图、清晰的图（分辨率大于 300dpi），并在图注中将图片中容易存在疑虑的地方（比如缩略语）解释清楚即可。

当然，对于不同的文章，审稿意见肯定各不相同，以上列举的审稿意见并不全面，仅供大家参考。在实际应对审稿意见时，应当根据实际情况进行解决。

第五节 核心期刊常见投稿附件

在投稿时，期刊一般还要求作者准备一些其他文件，比如单位介绍信、伦理审批文件等。

一、单位介绍信

有些期刊要求作者投稿时同步提供"单位介绍信"（以下简称"介绍信"）。关于介绍信，有的单位科研处有既定的模板，有的需要作者自己写好后去单位科研处盖章。下面简单介绍介绍信的作用与常见模板样式。

1. 作用

介绍信作为一种正式的书面文件，其内容一般包含作者姓名、文章题目、作者声明等，声明文章内容为原创，不存在抄袭剽窃、一稿多投、版权纠纷等行为，并加盖单位科研处公章或者科室公章。其作用主要是对作者科研真实性和创作原创性的审查和监督。

2. 介绍信常见模板样式

（1）介绍信模板一：

《××××××》编辑部：

我单位_____（稿件中的所有作者姓名按稿件中顺序排列）撰写的文章_____（论文题目），稿件编号_____，经我单位审核，符合投稿要求。论文内容真实，数据可靠，不涉及泄密，作者署名无争议，未曾公开发表，不存在一稿多投现象。作者及我单位同意你刊出版权声明，并接受编委会对稿件的审核修改。现推荐投稿你刊，请审核刊用。

此致

敬礼！

作者工作单位名称

（加盖公章）

年　月　日

（2）介绍信模板二：

《×××××××》编辑部：

兹有我单位×××（第一作者/通讯作者）等撰写的科研论文×××××××××向贵刊投稿，该文章所有作者保证：

（1）该研究符合有关学术和伦理道德规范；

（2）论文内容真实；

（3）无著作权争议；

（4）无一稿多投。

同意推荐贵刊发表，特此证明。

作者（签名）：×××

（单位盖章）

年　月　日

二、伦理审批文件

医学伦理涉及医学科研及临床工作的各个方面，而医学论文是医学科研、临床工作的最新成果和经验的文字展现形式，所以涉及人或者动物的临床研究均需要在研究正式开展之前进行伦理审批。在进行医学论文写作时，应注意以下问题：

（一）临床研究型论文

1. 临床试验应经过伦理委员会审查及批准

针对人开展的临床试验，研究方案需要得到伦理委员会的批准后方可实施。所以，对于临床研究型论文，作者应在文中说明试验方案已经通过伦理委员会的审批，并注明批准本项临床研究的伦理委员会名称及批准文号，同时留存好研究方案伦理审查证明文件原件以备核查。

2. 临床试验应取得患者/家属的知情同意

医学伦理学的尊重（自主）原则强调，要尊重患者知情同意和选择权利。知情同意是指受试者在充分了解研究目的、方法、意义、预期效果及可能发生风险的基础上，自愿同意参与研究并在知情同意书上签字。因此，对于临床研究类论文，作者应在文中说明临床研究是否取得患者知情同意，若患者本人（如婴幼儿、昏迷患者等）没有能力作出知情决定，应征得其法定代理人的知情同意并签署知情同意书。

3. 患者或医生身份的隐私保护及保密

对于临床研究型论文，作者应隐藏任何可辨认患者或医生身份的信息，比如患者的头部照片出现时需遮盖眼睛等可识别特征的部位。

影像学检查或病理检查的图片上不能出现患者的姓名、病历号等敏感信息。如果涉及文章核心内容而需要公开，则必须要提供患者的知情同意证明。对于军队医院的来稿，若涉及军队患者的兵种、工作环境、工作内容等敏感或保密内容，作者不能写在文章中，对文章中已写出的内容，应提供所在单位出具的保密审查等相关证明。

4. 对照试验应遵循的原则

《赫尔辛基宣言》（2008中文版）第32条指出："一种新干预措施的益处、危险、负担、有效性等，必须与当前被证明最佳干预措施进行对照试验。"在研究一种方法对实验对象的影响时，需要设立对照，这样才能观察这种方法是否有效、不良反应如何等，了解真正的优势和不足。设置对照应注意以下两个问题：

（1）必须合理对照。在设置试验方案时应关注对照组用药或者手术方法是否科学合理，对照药物应是公认的、符合常规的治疗药物，手术方法也应是常规开展、有效、术后并发症少的手术。比如在研究某中成药物的降压效果时，对照组的高血压患者应该在使用常规降压药物的基础上设立，如果对照组单纯采用降脂药物或抗血小板药物，将会使患者的原发疾病恶化，大大违背有利和不伤害原则。

（2）避免过度对照和无效对照。在对照组使用有效药物的情况下，还要注意是否过度用药，如果观察组和对照组使用两种药物就能有效控制疾病，研究者却采用了三种药物治疗，显然有过度用药的嫌疑，潜在地增加了药物的不良反应发生率，加重了患者的身体负担和经济压力。此外，安慰剂的使用也需要严格遵守伦理规范，对于需要救治的患者，因为实验需要不给予相应的治疗药物而使用安慰剂治疗，显然不符合人道主义精神和知情同意原则。

（二）动物实验研究型论文

对于动物实验研究型论文，科研人员在实验过程中，应尽量采取有效的措施，尽最大努力减少实验动物的痛苦和死亡。另外，实验动物的福利与实验研究的质量密切相关，因此，保障实验动物的福利有利于得到更可靠的实验结果。所以，应从实验目的、实验方法、实验设计等方面判断稿件内容是否遵循替代（replacement）、减少（reduction）和优化（refinement）的"3R"原则。

动物实验也需要伦理审查，根据国家自然科学基金项目申报的有关规定，所有涉及动物实验的研究，在申报前均需完成实验动物伦理审查。即在论文写作时，有这类基金项目支持的文章应该是已经通过伦理审查的，在撰写文章时应写清楚伦理审查结果声明。

实验动物福利是指人类应该合理、人道地利用动物，应当避免对动物造成不必要的伤害，要尽量保证为人类做出贡献的动物享有最基本的权利。论文应对实验动物的福利情况描述清楚，注明实验动物的来源、实验动物的饲养环境或饲养条件（如动物实验室的温度、湿度、实验动物的饮水、喂养情况等）；实验过程中应说明是否是在麻醉情况下对实验动物进行手术操作的；实验结束后应说明对实验动物采取的处理措施。

三、作者利益冲突声明

向期刊投稿时，期刊总是要求作者披露潜在的利益冲突。利益冲突包括任何可能导致作者在研究中产生偏倚的活动或作者的身份。作者在论文写作时，应表明有无利益冲突。当然，作者并不是唯一需要在出版过程中披露利益冲突的人。审稿人和编辑在处理一篇论文时，也需要向编辑委员会披露任何潜在的利益冲突。

四、作者贡献声明

作者贡献声明是投稿中写在文章的开端或文后的一段文字，表明各作者在本科研成果中的实际贡献。

（1）第一作者：学术论文的第一作者通常均为研究的一线执行人员，通常需要参与实验方法设计、实验数据分析、实验结果可视化与论文初稿撰写。当有多个作者同时满足第一作者的贡献量时，可以采取共同第一作者的署名方式，这种方式在国外权威期刊上常见，也逐渐被国内期刊所采用。

（2）通讯作者（通信作者）：学术论文的通讯作者一般作为该研究与论文的整体规划者与监管者，同时需要负责投稿与发表过程中具体的沟通工作与发表费用的支付。通常，通讯作者不需要直接参与一线的实验具体操作与数据分析，但需要参与研究概念生成、研究资金获取、研究资源采集、实验设计验证与核实、研究课题监管与指导、论文审阅与修订。当有多个作者同时满足通讯作者的贡献量时，可以采取共同通讯作者的署名方式。

（3）其他作者贡献

① 参与研究：提出研究选题；设计研究方案；实施研究过程；采集整理数据。

② 工作支持：统计分析；获取研究经费；技术或材料支持；指导性支持。

值得注意的是，作者贡献不限于以上所列项目，每位作者可以表述多项贡献。有些期刊会专门为作者提供具体的作者声明模板，而也有不少期刊接受开放性写法，很多期刊还要求论文所有的作者均要在这份作者声明的最后进行签名。

五、基金项目审批文件

对于有基金项目支持的文章，为了保证基金项目的真实性与对论文的实际支持，期刊一般会要求作者投稿时附带基金项目审批文件，作者可以将盖章后的审批文件拍照或扫描后上传系统。

六、文章中用到的图片原图

除 Word 稿件需要插入图片外，还需同时提供单独的原图文件，比如影像学图片、病理图片等，原图文件分辨率应大于 300dpi，病理照片要求注明染色方法和放大倍数，由统计学软件等制图软件制作的图片应提供原图。照片要求有良好的清晰度和对比度。若使用人像，应征得本人的书面同意，或遮盖其能被辨认出系何人的特征部分，大体标本照片在图内应有尺度标记。此外，所有的图片均应以正文中的编号命名。

七、版权转让合同

此文件一般是在稿件被录用以后，作者向杂志社邮寄的。但有些期刊在投稿之初就要求作者提供，因此，作者可以提前准备好。版权转让合同的模板各期刊不尽相同，一般均可在期刊官网上下载。

第六节 常见科研成果展现形式及过程中的学术规范

科研成果是指科研人员在其所从事的某一科学技术研究项目或课题研究范围内，通过实验观察、调查研究、综合分析等一系列脑力、体力劳动所取得的，并经过评审或鉴定，确认具有学术意义和实用价值的创造性结果。科研成果根据其性质可分为如下三大类型。

（1）基础理论成果：是指在基础研究和应用研究领域取得的新发现、新学说，其成果的主要形式为科学论文、科学著作、原理性模型或发明专利等。

（2）应用技术成果：是指在科学研究、技术开发和应用中取得的新技术、新工艺、新产品、新材料、新设备，以及农业、生物新品种、矿产新品种和计算机软件等。

（3）软科学成果：是指对科技政策、科技管理和科技活动的研究所取得的理论、方法和观点，其成果的主要形式为研究报告。

课题研究成果表现形式：论文、著作、专利、研究报告、产品。受到科研人员关注度较高的科研成果包括科技论文、专著和专利。以下重点讲述论文发表过程中的学术规范及注意事项。

一、论文写作

在论文写作过程中应遵守的最基本要求应包括：表达流畅，没有错别字，格式较为统一，编号正确；无学术不端现象；图表规范；科学引用。关于学术不端可能是大家比较关注的一个方面。

（一）学术不端行为

根据中华人民共和国新闻出版行业标准 CY/T 174—2019《学术出版规范 期刊学术不端行为界定》，论文作者学术不端行为类型包括剽窃、伪造、篡改、不当署名、一稿多投、重复发表、违背研究伦理及其他学术不端行为。

1. 剽窃行为

（1）观点剽窃

界定：不加引注或说明地使用他人的观点，并以自己的名义发表。

表现形式：不加引注地直接使用他人已发表文献中的论点、观点、结论等；不改变其本意地转述他人的观点、论点、结论等后不加引注地使用；对他人的观点、论点、结论等删减部分内容后/进行拆分或重组后/增加一些内容后不加引注地使用。

（2）数据剽窃

界定：不加引注或说明地使用他人已发表文献中的数据，并以自己的名义发表。

表现形式：不加引注地直接使用他人已发表文献中的数据；对他人已发表文献中的数据进行些微修改后/一些添加后/部分删减后/改变原有排列方式后/改变呈现方式（如图表转换成文字表述，或者将文字表述转换成图表）后不加引注地使用。

（3）图片和音视频剽窃

界定：不加引注或说明地使用他人已发表文献中的图片和音视频，并以自己的名义发表。

表现形式：不加引注地直接使用他人已发表文献中的图片、音视频等资料：对他人已发表文献中的图片和音视频进行些微修改后/一些添加后/部分删减后不加引注或说明地使用；图片增强/弱化部分内容后。

（4）研究（实验）方法剽窃

界定：不加引注或说明地使用他人具有独创性的研究（实验）方法，并以自己的名义进行发表。

表现形式：不加引注地直接使用他人已发表文献中具有独创性的研究（实验）方法；修改他人已发表文献中具有独创性的研究（实验）方法的一些非核心元素后不加引注或说明地使用。

（5）文字表述剽窃

界定：不加引注地使用他人已发表文献中具有完整语义的文字表述，并以自己的名义发表。

表现形式：不加引注地直接使用他人已发表文献中的文字表述；成段使用他人已发表文献中的文字表述，虽然进行了引注，但对所使用文字不加引号，或者不改变字体，或者不使用特定的排列方式显示；多处使用某一已发表文献中的文字表述，却只在其中一处或几处进行引注；连续使用来源于多个文献的文字表述，却只标注其中一个或几个文献来源；不加引注、不改变其本意地转述他人已发表文献中的文字表述，包括概括、删减他人已发表文献中的文字，或者改变他人已发表文献中的文字表述的句式，或者用类似词语对他人已发表文献中的文字表述进行同义替换；对他人已发表文献中的文字表述增加或删减一些词句后不加引注地使用。

（6）整体剽窃

界定：论文的主体或论文某一部分的主体过度引用或大量引用他人已发表文献的内容。

表现形式：直接使用他人已发表文献的全部或大部分内容；增加部分内容后以自己的名义发表（如补充一些数据，补充一些新的分析等）；缩减后以自己的名义发表；替换研究对象后以自己的名义发表；改变结构、段落顺序；多篇拼接成一篇。

（7）他人未发表成果剽窃

界定：未经许可使用他人未发表的观点，具有独创性的研究（实验）方法，数据、图片等，或获得许可但不加以说明。

表现形式：未经许可使用他人已经公开但未正式发表的观点，具有独创性的研究（实验）方法，数据、图片等；获得许可使用他人已经公开但未正式发表的观点，具有独创性的研究（实验）方法，数据、图片等，却不加引注，或者不以致谢等方式说明。

2. 伪造

表现形式：伪造无法通过重复实验而再次取得的样品等；编造不以实际调查或实验取得的数据、图片等；编造不符合实际或无法重复验证的研究方法、结论等；编造能为论文提供支撑的资料、注释、参考文献；编造论文中相关研究的资助来源；编造审稿人信息、审稿意见。

3. 篡改

表现形式：使用经过擅自修改、挑选、删减、增加的原始调查记录、实验数据等，使原始调查记录、实验数据等的本意发生改变；拼接不同图片从而构造不真实的图片；从图片整体中去除一部分或添加一些虚构的部分/增强、模糊、移动图片的特定部分，使对图片的解释发生改变；改变所引用文献的本意，使其对己有利。

4. 不当署名

表现形式：将对论文所涉及的研究有实质性贡献的人排除在作者名单外；未对论文所涉及的研究有实质性贡献的人在论文中署名；未经他人同意擅自将其列入作者名单；作者排序与其对论文内的实际贡献不符；提供虚假的作者职称、单位、学历、研究经历等信息。

【案例 1：不当署名】

经查，河南某大学附属医院张某某为通讯作者、孙某某为第一作者的论文"Interleukin-35 Expression in Non-small Cell Lung Cancer ×××"，系由孙某某完成并投稿。孙某某未经张某某同意将其署名为通讯作者，并自行注册通讯作者邮箱与期刊联系。

张某某对论文撰写、投稿不知情，但在获悉论文发表后未向期刊提出撤销其通讯作者署名。作者所在大学对相关责任人员作出处理，取消孙某某申报科技计划项目、评优评先资格 3 年，撤销其依托论文获取的相关项目、奖励、荣誉，并追回奖金；取消张某某申报科技计划项目、评优评先资格 1 年。

【案例 2：整体剽窃】

2016 年初，山东某高校档案学专业硕士毕业生陈某的学位论文《档案开放利用与信息安全×××》（完成于 2013 年 4 月）被曝与安徽某高校档案学专业硕士毕业生刘某某的学位论文《档案开放利用的信息安全×××》（完成于 2012 年 4 月）高度相似，中文题目、摘要、关键词，甚至致谢语都到了近乎一字不差的程度。

随后，经山东该高校学院学位评定分委员会组织专家调查，认定陈某硕士学位论文构成学位论文作假，决定撤销陈某的硕士学位，取消其导师刘某某的研究生指导教师资格。

（二）图片规范

论文写作过程中少不了图片的制作，图片制作过程中常见错误包括：①正文中未提及图，或提及图的顺序不对；②使用不一致的字体或填充图案不当；③未标注坐标轴的名称及其计量单位；④用不同的形式（例如，分别在图中和表中）呈现相同的数据；⑤选择不恰当的图形类型呈现数据［例如，使用条形图（而非散点图）说明两个变量之间的相关性］。

　　规范的插图：①图应清晰，大小合适；②图应与正文呼应，依序编号；③一张图片也需编号，分图建议使用字母编号；④图应写出图题，且准确、简明。

　　图片的内容要求：①插图应与正文内容相关。②插图应具有自明性、简明性、科学性和艺术性。③结构示意图、原理示意图和流程图的设计制作应符合现行的国家标准或行业标准。④地图插图应维护国家的统一、主权和领土完整，维护民族尊严和民族团结，体现我国的外交政策和立场，保障国家安全和利益。出版前应报送国家测绘地理信息管理部门审核批准。地图插图应符合 GB/T 19996—2017 的相关规定。⑤坐标图的坐标轴、标值线的画法应规范，文字方向和坐标轴的数值单位是需要重点关注的。⑥引用他人的插图应获得著作权人的书面许可并注明来源。

（三）表格规范

　　根据中华人民共和国新闻出版行业标准 CY/T 170—2019《学术出版规范　表格》中的要求，对表格各个部分的规范要求总结如下。

1. 表号与表题

　　表号的规范主要有：①表格应有表号并应在正文中明确提及；②全文依序编号，只有一个表格时也需编号；③全刊的表格编号方式应统一；④表格编号方式应与正文中插图、公式的编号方式一致。

　　表题的规范：表题应简练并明确表示出表格的主题。

2. 表头

　　表头的规范有：①表格应有表头；②表头中不应使用斜线；③表头中的栏目归类应正确，栏目名称应确切、简介，表头可分层；④表头中量和单位的标注形式应为"量的名称或符号/单位符号"，例内圆直径/mm，线密度/(kg·cm^{-1})，d/mm，ρ/(kg·cm^{-1})；⑤表格中涉及的单位全部相同时，宜在表的右上方统一标注。

3. 表身

　　表身中的规范主要有：①表身中单元格内的数值不宜带单位；

②表身中同一量的数值修约数位应一致，如不能一致，应在表注中说明；③表身中如果一个单元格内包含两个数据，其中一个数据应用括号括起，同时需要在表头或表注中说明；④表身中单元格内可使用空白或一字线"填充"，如果需要区别数据"不适用"和"无法获得"，前者可采用空白，后者可采用一字线，并在正文或表注中说明这种区别；⑤单元格内的数值为零时应填写"0"；⑥表格中上下左右相邻单元格内的文字、数字或符号相同时可分别写出，也可采用共同单元格的方式处理。

4. 表注

表注的规范有：①表注宜简洁、清晰、有效，对既可在表身又可在表注中列出的内容，宜在表身中列出；②表格出处注宜以"资料来源"引出，全表注宜以"注"引出；③表格内容注应按在表中出现的先后顺序，在被注文字或者数字的右上角标注注码（宜采用圈码），在表下排注码和注释文字；④表格有两种或两种以上注释时，宜按出处注、全表注、内容注的顺序排序。

5. 内容要求

表格中的内容要求：①表格内容与正文配合应相得益彰，内容适合用表格表达；②表格应具有自明性和简明性，栏目设置应科学、规范；③表格中的数据应具有完整性和准确性；④表格中连续数的分组应科学，不得重叠和遗漏；⑤表格中的数值修约和极限数值的书写应符合 GB/T 8170—2008 的规定，量和单位名称、符号的应用及书写应符合 GB 3100—1993、GB/T 3101—1993 的规定；⑥表格中数字形式的使用和科学技术名词应符合 GB/T 15835—2011 和 CY/T 119—2015 的规定；⑦表格中术语、数值、符号等应与正文以及同一文本中其他表格中的表述一致；⑧全书或全刊的表格的表号、表题、表头、表身、表注的格式应统一。

（四）关键词撰写规范

1. 关键词写作要点

关键词编写一般包括论文审读、主题分析、选词和编排。根据学术论文研究的深度和广度，宜选择 3～8 个关键词。关键词应准确揭示论文主题内容，重要可检索内容不应遗漏。学术论文应编写英文关键词。

2. 关键词写作步骤

（1）论文审读。重点审读题名、摘要、段落标题和结论等，必要时浏览重点章节和全文。不应仅依据题名进行主题分析。

（2）主题分析。核心主题因素，应作为必要因素标引。非核心主题因素：对核心主题因素起限定修饰作用的概念应标引；核心主题因素的具体研究内容应标引；与核心主题因素紧密相关的研究目的、出发点、结论和潜在用途等内容应标引；研究过程中所应用的新方法及改进的常规方法应标引；对核心主题因素起限定作用的时间和空间因素应标引；可与核心因素组配，且能准确地表达主题内容的通用概念应标引。

（3）选词。明确表达主题概念的词或词组，还应注意：①学科领域内公认的规范术语，涉及科技名词的应符合 CY/T 119—2015 的有关规定，比如"电脑"改为计算机。②作品名称作为关键词时应加书名号，比如《红楼梦》。③特定含义的词作为关键词时应加双引号，比如"一带一路"。

（4）编排

① 排序：应按照反映主题的重要性排序。表达核心主题因素的关键词排在前面，表达非核心主题因素的关键词排在后面。

② 编排格式：宜置于摘要之后；在关键词之前宜加"关键词"字样，并在其后加冒号；关键词之间宜用分号隔开，最后一个关键词后面不加标点符号。

（五）引文的基本要求

根据中华人民共和国新闻出版行业标准 CY/T 122—2015《学术出版规范　引文》相关要求，引文应引用与行文相关的词语、句子或段落，引用应完整、准确。并且引文应有出处，与行文贯通。

二、论文投稿——常见学术不端现象

论文投稿中常见的学术不端现象包括以下几个方面。

（一）一稿多投

表现形式：将同一篇论文或只有微小差别的多篇论文同时投给多个期刊；在首次投稿的约定回复期内，或在未接到期刊确认撤稿的正式通知前，将论文（进行稍微修改后）再次投给其他期刊；不做任何说明，将自己（或作为作者之一）已经发表的论文，原封不动或做些微修改后再次投稿。

（二）重复发表

表现形式：不加引注或说明，在论文中使用自己（或作为作者之一）已发表文献中的内容，或摘取多篇自己（或作为作者之一）已发表文献中的部分内容，拼接后再次发表；被允许的二次发表不说明首次发表出处；不加引注或说明地在多篇论文中重复使用一次调查、一个实验的数据等；将实质上基于同一实验或研究的论文，每次补充少量数据或资料后，多次发表方法、结论等相似或雷同的论文；合作者就同一调查、实验、结果等，发表数据、方法、结论等明显相似或雷同的论文。

【案例】

2018 年 10 月，媒体报道北京某高校已毕业博士研究生有 11 篇材料科学领域的论文，由于图片篡改、内容重复、虚假署名等学术不端行为而遭撤稿。这些论文的发表时间为 2014～2016 年，通讯作者是该高校某学院唐某某，第一作者均为叶某某。叶某某是唐某某指导的 2010 级博士生，2015 年 7 月毕业并获博士学位。在 5 年的读博期间，叶某某以第一作者发表论文 16 篇，曾获学术新秀提名，还担任几个知名 SCI 期刊编辑和审稿人。但据媒体报道，他高产的背后，竟是不断地重复使用自己的图片与数据。

随后该高校某学院称，对叶某某涉及严重学术不端的问题进行了严肃处理，撤销其博士学位，同时对其导师追责问责。

（三）违背研究伦理

论文涉及的研究未按规定获得伦理审批，或者超出伦理审批许可范围，或违背研究伦理规范。

其他表现形式：论文涉及的研究中存在不当伤害研究参与者、虐待有生命的实验对象、违背知情同意原则等违背研究伦理的问题；论文泄露了被试者或被调查者的隐私；论文未按规定对所涉及研究中的利益冲突予以说明。

三、其他学术不端行为

参考文献中加入实际未参考过的文献。

将转引自其他文献的引文标为直引，包括将引自译著的引文标注为引自原著。

未以恰当的方式，对他人提供的研究经费、实验设备、材料、数据思路、未公开的资料等，给予说明和承认（有特殊要求的除外）。

不按约定向他人或社会泄露论文关键信息，侵犯投稿期刊的首发权。

未经许可，使用需要获得许可的版权文献。

使用多人共有版权文献时，未经所有版权者同意。

经许可使用他人版权文献却不加引注，或引用文献信息不完整。

经许可使用他人版权文献，却超过了允许使用的范围或目的。

在非匿名评审程序中干扰期刊编辑、审稿专家。

向编辑推荐与自己有利益关系的审稿专家。

委托第三方机构或者与论文内容无关的他人代写、代投、代修。

违反保密规定发表论文。

第六章

课题申报与结题

申报科研项目，我们常叫作"课题申报"，但其实科研项目与科研课题不完全等同，科研项目"更广"一些，科研项目一般是由多个科研课题有机组合后形成的。对于研究者来说，也可以从单个的课题入手，不断深入，形成系列的科研课题，从而组成科研项目；也可以承担一个科研项目后，分成若干个科研课题逐一进行研究，最终取得较大的突破。

对于医学领域的"科研人"来说，申报科研项目应该是驾轻就熟了。但对于刚开始步入科研行业的"新人"，尤其是医疗相关的科研人员，科研项目申报显得有些无从下手，医院、学校发布的可以申报的项目不知道该不该申报，国家级、省部级科研项目更是高不可攀，以至于觉得获得科研项目立项距离自己很遥远。本章介绍科研项目申报的基本知识，以及在申报科研项目之前需要先获取哪些信息，哪些科研项目或课题可以申报，如何准备申报材料等相关内容。

第一节 科研项目的类型

一、科研项目的主要类型

科研项目是指国家各级政府支持的纵向科研项目（课题）、来自于企事业单位的横向科研合作开发项目（课题）和研究单位的自筹科研项目（课题）。平时申请的科研项目，按级别大致可分为国家级、省部级、厅局级、院级等。

（一）国家级项目

国家级项目是指项目主办方为国家级单位的项目，2014年国务院发布了64号文《国务院印发关于深化中央财政科技计划（专项、基金等）管理改革方案的通知》，把各类科研项目整合成了5个科技计划，分别是国家自然科学基金、国家科技重大专项、国家重点研发计划、技术创新引导专项（基金）、基地和人才专项。

其中听得比较多的是国家自然科学基金，该项目作为我国支持基础研究的主渠道之一，面向全国，重点资助具有良好研究条件、研究实力的高等院校和科研机构中的研究人员。按照资助类别可分为面上项目、重点项目、重大项目、重大研究计划、国家杰出青年科学基金和海外、港澳青年学者合作研究基金，以及创新研究群体科学基金、国家基础科学人才培养基金、专项项目、联合资助基金项目、国际（地区）合作与交流项目等。所有这些资助类别各有侧重，相互补充，共同构成当前的自然科学基金资助体系。

（二）省部级项目

省部级项目为根据国家科研计划实施的有关精神，结合各省（自治区、直辖市）的具体情况设立的相关项目。各省（自治区、直辖市）科技计划项目是指以国家科技发展战略和各省（自治区、直辖市）科技经济社会发展规划为指导，在各省（自治区、直辖市）科技计划中安排由具备一定条件的企事业单位承担，并在一定时间内进行的科学技术研究开发活动。各省（自治区、直辖市）科技计划项目以提高科技创新能力，解决各省（自治区、直辖市）经济和社会发展中的关键、共性科技问题为重点，促进科学研究、技术开发、科技产业化等方面的协调发展，实现科技资源的合理配置。

各省（自治区、直辖市）科技计划项目一般分为基础性研究项目（含自然科学基金项目）、社会公益和农业研究开发项目、高新技术研究开发项目、软科学研究项目、科技条件建设项目、产业化环境建设项目等。以山东省为例，这类项目常见的发布机构包括山东省科技厅、山东省社会科学规划管理办公室、山东省自然科学基金委员会办公室、山东省卫生和计划生育委员会、山东省软科学办公室等。比如：2022年山东省重大关键技术攻关项目（第一批）和省重点研发计划（乡村振兴科技创新提振行动计划）项目；2021年度山东省重点研发计划（重大科技创新工程）项目。获得这些项目的详细信息，应该常关注各省（自治区、直辖市）科技厅的官方网站（比如：山东省科技厅）。

（三）厅局级项目

厅局级项目也是国家政府指定的科研行政单位代表政府发布立项的研究课题，目前并未见官方的界定。课题类型较多，比如××市科技局重大科技专项，××省高校科技创新人才（自然科类）支持计划，××省高校科技创新团队（自然科学类）支持计划，××市科技领军人才计划，××市科技创新团队计划，××市科技局科技攻关、前沿技术研究、国际科技合作等项目，××省教育厅自然科学研究重点项目等。

（四）医院级别的项目

院级课题往往是以医院名义发布的相关研究课题，一般是根据本单位发展需求，鼓励本单位人才积极开展科学研究而设立的研究课题或课题支持经费。比如有些医院会资助已获得省（自治区、直辖市）卫生厅、省（自治区、直辖市）科技厅等上级单位资助，但上级资助经费尚不足以开展研究工作的项目，或资助向上级机构申请立项虽未成功，但医院学术委员会认为有重要研究价值及重大意义的项目。项目名称往往是由医院自己设定的。也有一些单位设立的基金项目，只需有本单位人员参与，其他单位的人员也可申报，比如《关于申报医学影像四川省重点实验室2022年度开放课题的通知》。

除此之外，还有一些学会和协会项目。比如中华医学会、中华医学会影像技术分会、山东省医学会、山东省生物医学工程学会等。也可以关注其他一些特设的基金项目，比如《放射影像数据库建设项目申报指南》。

二、医学工程应重点关注的课题方向

不管申请哪类基金项目，都应该选择处在热点的、亟待解决的研究课题，以国家自然科学基金为例，国家自然科学基金委员会自 2019 年启动了《国家自然科学基金"十四五"发展规划》和《2021—2035 年科学基金中长期发展规划》编制工作，2021 年部分学部陆续发布了"十四五"优先发展领域。其中以下几个可能需要医学工程与医学影像专业人员重点关注：

1. 科学管理部

智慧医疗健康管理理论与方法研究涉及的研究方向包括：健康管理指标的数据标准化原理；电子健康系统中的参与者协同与价值创造；基于大数据的电子健康管理及其模式创新；数据驱动的医疗质量和医疗安全管理；分布式医疗资源的优化配置。

2. 医学发展部

（1）急救、康复和再生医学前沿研究，涉及的研究方向包括：深入探索急救与康复医学的基本科学问题，创建新型急救与康复技术；加强再生医学的前沿研究，注重学科交叉与转化，在干细胞技术、组织工程、生物医用材料、细胞治疗、基因治疗、微生态治疗、骨髓移植、器官移植等方面进行新理论指导下的技术提升。

（2）智能化医学工程的创新诊疗技术研究，涉及的研究方向包括：综合交叉应用生物医学、物理学、信息学、工程材料学等学科相关研究手段，创建与提升前沿性、创新性、实用性、普惠性的诊疗技术及器械的研制水平，加强各类技术的研发和标准化，推进我国独立医学医疗体系的建设。

3. 交叉科学部

工业、医学成像与图像处理的基础理论与新方法、新技术。成像与图像处理是工业、公共安全、医学等领域探查不可及物件、内部结构、缺陷及损伤、病变等的基本手段。为满足典型工业及公共安全检测和重大疾病诊断与治疗的需求，聚焦研究工业、医学成像与图像处理的新原理、新方法、新手段和关键技术，实现信息获取、处理、重建、传输等，将为促进工业技术发展、探索生命机制、疾病诊断与治疗和健康器械创新发挥重要作用。拟解决的核心科学问题包括 MRI、CT 及 PET 成像的新方法，多模态光学成像，工业及公共安全、医学图像判读的基础算法；支持精准诊断和治疗的成像、图像处理与重建、建模与优化的新技术新方法，包括图像分析与处理大数据技术等；可延展柔性电子器件的性能、器件与人体/组织的自然黏附力学机制、生物兼容性与力学交互；生物介质及非牛顿流体中本构关系与物理、生物信息传播特征研究，获取生命活性物质更详细信息的新概念、新方法、新技术。

从国家自然基金委员会各部每年发布的项目指南来看，以上各研究方向，逐渐被提上日程，比如 2022 年交叉科学部的"腔内肿瘤光学多模态诊疗一体化研究"重大项目。如果我们正在研究相关的课题，可以提前做好准备，根据每年的项目指南，联合兄弟单位共同申报。

第二节 科研项目申报信息获取及分析

课题是指在科研中要研究、要解决的问题，现在也被认为是一种重要的科研成果展现形式。作为科研工作者应关注哪些课题适合自身目前的申报情况，关注截止时间与具体要求。

通过分析往年的课题发布通知，我们可以更详细地了解各类课题的特点与发布时间。

一、科研项目申报信息获取方式

获取科研项目申报信息的方式较多，以下几种可供参考。

方式一：及时关注本单位科研处通知，很多课题申报通知会直接发到单位，由单位来公布。课题由主办方组织申报后，会下发给课题申报单位，由申报单位组织本单位课题申报的活动。符合条件的可以通过个人申报或者联合申报。大部分医院科研处均会下发科研项目申报通知，科研处组织申报人员进行申报。

方式二：关注、搜集政府部门网站信息，一些政府部门官网、教育部门官网都会定期发布项目通知，科技部、各基金委、教育部、学会等等，国家级的、省级的、区级甚至县级的官网都可以关注，统计出时间表和发布日、截止日、链接等，掌握详细的情况，这样做主要有两个目的：一是可以及时了解信息；二是每年项目申报季节都差不多，可以为明年的申报工作提前做计划。

方式三：加入行业学会、协会、联盟等科研组织，它们是信息来源之一，并且可以与之联合申报项目。他们往往能在网站更新之前得到信息，有的行业龙头可以在政府立项之前影响指南所指向的领域，这与企业的影响力有较大的关系。

二、推荐收藏的课题申报信息发布部门与内容分析

发布与医学工程及影像类相关课题的网站有很多，表 6-1 中是一些经常可以看到的申报信息，可以参考。

表 6-1　课题申报信息

课题发布方	部分项目类别	预计申报时间（仅供参考）
国家自然科学基金委员会	国家自然科学基金：面上项目、青年项目、地区项目、重点项目、重大研究计划项目、优秀青年科学基金项目、国家杰出青年科学基金项目、其他项目等	每年 12 月底 1 月初发布课题指南，3 月初截止申报，8 月出结果
国家科技管理信息系统公共服务平台	几乎所有的国家级科技项目都可以在这个网站上关注到申报信息，比如重点研发计划、科技创新 2030、重大专项、基地与人才专项	各基金项目的申报时间不一致，可以随时关注此网站
国家发展改革委	国家发展改革委相关项目：每年项目特别多，比如社会领域重大课题委托研究项目等	几乎隔两个月就会发布可申报的项目，应及时关注网站
中国生物技术发展中心	这是一个生物技术相关的综合性网站，会从国家级项目、国际项目筛选出与生物技术、医学相关的内容，组织人员进行申报。组织申报的各项目与生物医学工程相关性较大，可关注	无固定时间，可随时关注网站
各省科技厅（以山东省为例）	省重点研发计划、科技成果转化项目、省重大关键技术攻关项目等	课题很多，随时可能有课题可以申请，比如山东省重大关键技术攻关项目，每年有两次可以申报，一次是在年中，一次在年末
各医学相关基金会，比如中华国际医学交流基金会、吴阶平医学基金会	公益项目；专项基金项目；国际及中国港澳台项目；中国内地活动项目。比如，中华医学影像国际交流专项基金，2019-2-2021 连续三年的 SKY 影像科研基金。吴阶平医学基金会是吴阶平院士发起的非营利性团体，是卫健委直属的行业基金会	基金项目种类较多，不定期公布，多数为医学会发起、企业支持的专项基金。项目规定的研究方向也比较具体

三、各科研项目申报信息具体分析

（一）国家自然科学基金

1. 项目类别

重大研究计划项目、重点项目、面上项目、青年项目、地区项目、优秀青年科学基金项目、国家杰出青年科学基金项目等。

2. 申报时间

该项目大约每年 12 月底 1 月初发布课题指南，3 月初截止申报，8 月出结果，变化较小，但也会有一定的波动。近几年国家自然科学基金评审的时间节点见表 6-2。

表 6-2　近几年国家自然科学基金评审的时间节点

年份	初审时间	立项公布时间
2022 年	4 月 27 日	9 月 8 日
2021 年	4 月 23 日	8 月 18 日
2020 年	6 月 4 日	9 月 27 日
2019 年	4 月 29 日	8 月 16 日
2018 年	5 月 3 日	8 月 16 日
2017 年	4 月 28 日	8 月 16 日

3. 申请条件

各个项目的申请，对申请人和团队都有一定的要求。国家自然科学基金申请条件举例见表 6-3。

表 6-3　国家自然科学基金申请条件举例

项目类型	申请条件
面上项目	高级职务（职称）或博士学位，或有两名与其研究领域相同、具有高级职务（职称）的人员推荐
青年项目	高级职务（职称）或博士学位，或有两名与其研究领域相同、具有高级职务（职称）的人员推荐，申请当年 1 月 1 日男性未满 35 周岁，女性未满 40 周岁
重点项目	高级职务（职称）
优秀青年科学基金项目	申请当年 1 月 1 日男性未满 35 周岁，女性未满 40 周岁，具有高级职务（职称）或博士学位

续表

项目类型	申请条件
国家杰出青年科学基金项目	申请当年 1 月 1 日未满 45 周岁，具有高级职务（职称）或博士学位

4. 申请原则

强调加强基础研究，突出创新。这是基金资助的核心，只有发现和解决问题的能力越强，才能有所创新。

其实国家自然科学基金委员会官网上目前也有一些正在征集的项目，比如 2022 年 8 月 25 日发布的《国家自然科学基金委员会关于发布国家自然科学基金"十四五"第二批重大项目指南及申请注意事项的通告》，申请书提交时间为 2022 年 9 月 24 日至 29 日 16 时（图 6-1）。

国家自然科学基金委员会关于发布国家自然科学基金"十四五"第二批重大项目指南及申请注意事项的通告

日期 2022-08-25 来源： 作者： 【大中小】 【打印】 【关闭】

国科金发计〔2022〕44号

国家自然科学基金委员会（以下简称自然科学基金委）按照新时期科学基金深化改革总体部署，根据"十四五"发展规划明确的优先发展领域，经广泛征求科学家和相关部门意见建议，利用各级专家咨询委员会、双清论坛等开展深入研讨和科学问题凝练，形成了"十四五"第二批9个科学部80个重大项目指南（见附件），现予以发布，请申请人和依托单位按本项目指南所述要求和注意事项提出申请。

一、资助定位

重大项目面向科学前沿和国家经济、社会、科技发展及国家安全的重大需求中的重大科学问题，超前部署，开展多学科交叉研究和综合性研究，充分发挥支撑与引领作用，提升我国基础研究源头创新能力。

二、申请条件和要求

（一）申请条件。

重大项目申请人或重大项目课题申请人应当具备以下条件：

1. 具有承担基础研究课题的经历；

2. 具有高级专业技术职务（职称）。

图 6-1 国家自然科学基金"十四五"
第二批重大项目指南及申请注意事项的通告截图

从通告中可以看到对重大项目申请人的要求如下：①具有承担基础研究课题的经历；②具有高级专业技术职务（职称）。在站博士后研究人员、正在攻读研究生学位以及无工作单位或者所在单位不是依托单位的科学技术人员不得作为申请人进行申请。

部分重大项目对申请条件有特殊要求的，以相关重大项目指南为准。因此，如果我们想要申请相关基金项目，应及时关注。

注意：自从 2014 年起，已经连续 2 年申请面上项目未获资助的项目申请人，暂停 1 年面上项目申请资格。

（二）国家科技管理信息系统公共服务平台

1. 项目类别

该网站发布科技部相关基金项目的申报通知，包括重点研发计划、科技创新 2030、重大专项、基地与人才专项等。信息更新比较及时，可以重点关注。

2. 具体要求

因项目较多，以下以国家重点研发计划"诊疗装备与生物医用材料"重点专项 2022 年度申报项目为例进行介绍。该项目于 2021 年 5 月发布申报指南，于 2022 年 8 月开始进行视频答辩。申报资格要求如下：

（1）项目牵头申报单位和参与单位应为中国大陆境内注册的科研院所、高等学校和企业等，具有独立法人资格，注册时间为 2021 年 6 月 30 日前，有较强的科技研发能力和条件，运行管理规范。国家机关不得牵头或参与申报。

项目牵头申报单位、参与单位以及团队成员诚信状况良好，无在惩戒执行期内的科研严重失信行为记录和相关社会领域信用"黑名单"记录。

（2）项目（课题）负责人须具有高级职称或博士学位，1962 年 1 月 1 日以后出生，每年用于项目的工作时间不得少于 6 个月。

（3）项目（课题）负责人原则上应为该项目（课题）主体研究思路的提出者和实际主持研究的科技人员。中央和地方各级国家机关的公务人员（包括行使科技计划管理职能的其他人员）不得申报项目（课题）。

（4）项目（课题）负责人限申报 1 个项目（课题）；国家科技重大专项、国家重点研发计划、科技创新 2030 重大项目的在研项目负责人不得牵头或参与申报项目（课题），课题负责人可参与申报项目（课题）。

项目（课题）负责人、项目骨干的申报项目（课题）和国家科技重大专项、国家重点研发计划、科技创新 2030 重大项目在研项目（课题）总数不得超过 2 个。国家科技重大专项、国家重点研发计划、科技创新 2030 重大项目的在研项目（课题）负责人和项目骨干不得因申报新项目而退出在研项目；退出项目研发团队后，在原项目执行期内原则上不得牵头或参与申报新的国家重点研发计划项目。

项目任务书执行期（包括延期后的执行期）到 2022 年 12 月 31 日之前的在研项目（含任务或课题）不在限项范围内。

（5）参与重点专项实施方案或本年度项目指南编制的专家，原则上不能申报该重点专项项目（课题）。

（6）受聘于内地单位的外籍科学家及港澳台地区科学家可作为项目（课题）负责人，全职受聘人员须由内地聘用单位提供全职聘用的有效材料，非全职受聘人员须由双方单位同时提供聘用的有效材料，并作为项目申报材料一并提交。

（7）申报项目受理后，原则上不能更改申报单位和负责人。

（8）项目具体申报要求详见申报指南，有特殊规定的，从其规定。

申报单位在正式提交项目申报书前可利用国家科技管理信息系统查询相关科研人员承担国家科技重大专项、国家重点研发计划重点专项、科技创新 2030 重大项目在研项目（含任务或课题）情况，避免重复申报。

（三）中国生物技术发展中心

中国生物技术发展中心为国家科学技术部直属事业单位，主要职责是开展我国生物技术领域的战略研究和政策分析，参与国家科技规划的制定，承担科技计划项目的专业化管理，承担生物资源与生物安全管理的有关工作，推动成果转化和产业化，促进国际交流与合作。因此，该网站上也会发布与生物、医疗等相关的课题申报通知，尤其是生物医学工程相关的。

比较具有代表性的有国家重点研发计划"主动健康和老龄化科技应对"重点专项、"绿色生物制造"重点专项、国家重点研发计划"中医药现代化研究"重点专项、国家重点研发计划"中医药现代化研究"重点专项、国家重点研发计划"生物与信息融合"重点专项、"生物安全关键技术研究"重点专项等。

（四）中国博士后基金

（1）项目类别资助项目包括：面上资助、特别资助、优秀学术专著出版资助。其中面上资助中包括地区专项，面向西部、边疆等地区；特别资助分为站前和站中两种。

（2）申报时间每年两批，分别在 3 月底和 8 月底截止申报。

（3）申报要求。面上资助：进站 18 个月内可多次申请。特别资助：站前，获得博士学位 3 年以内的全日制博士，不超过 35 周岁；站中，进站满 4 个月。优秀学术专著出版资助：在站 2 年以上或出站 5 年内的博士后研究人员。

（4）资助额度。面上资助：自然科学一等 12 万元，二等 8 万元；社会科学一等 8 万元，二等 5 万元。特别资助：站前，18 万元；站中，自然科学 18 万元、社会科学 15 万元。优秀学术专著出版资助：8 万元。

（五）各省（自治区、直辖市）卫生健康委员会

这类网站发布的基金项目申请虽然不多，但多具有地域特色，以上海市卫生健康委员会为例，比如关于组织申报上海市 2021 年度健康科普专项计划的通知，如果做此方面研究，可以关注本地区的卫生健康委员会官网。

（六）其他信息

其他可关注各省（自治区、直辖市）科技厅、科委，比如山东省科技厅、上海市科委，还可以关注一些医学会创办的基金会，比如由中华医学会发起创办并经相关部门批准、注册的中华国际医学交流基金会等。

如果从以上信息中找到一项想申报的课题，就需要做好准备，不能自己主观觉得什么样的课题好，或者自己喜欢做什么样的课题就去申请，这样申报成功的概率很低。申报课题之前应当评估好自己是否已经做好以下准备：

（1）申报人对申报的课题有相关前期成果，这是决定是否能成功申报的重要因素之一。评委在评审时会先看申报者是否有前期成果。

（2）了解国内对课题相关领域的研究现状。了解课题的研究现状

才能确定有价值的研究题目，写好研究背景和文献综述，这也是决定是否能成功申报的重要因素之一。

（3）课题研究的可行性。在申报一个课题前要评估自己对完成课题的主客观条件，包括课题组成员的构成、能力水平、任务分配，外在支持条件，物资设备及预算等。

满足以上三个条件，再配合以科学规范的申报方法，申报课题列选的成功概率将大大增加。

第三节　课题申报流程及课题申报书撰写要点

一、课题申报的基本流程

课题申报的基本流程如下：

（1）提前了解项目申报的信息。

（2）结合自己的研究方向，决定项目申报的具体类别，考虑是否可以作为项目主持人进行申报，或者是否可以作为课题组成员参与申报。

（3）选出想要申报的课题以后，详细阅读项目申报指南。根据项目申报指南，将所需要的申报材料列好清单。

（4）准备申报材料，并在规定的时间内送审。与项目组成员一起准备申报材料，由项目主持人将材料整理归档，提交给相应的部门送审，等待立项审核。常见的申报材料有课题申报书和课题申报书活页。有很多课题只需要课题申报书。如果要进行查新、研发费用专项审计、制作报价单等，需要提前准备。

注：有些课题是需要进行科技查新的。科技查新是文献检索和情报调研相结合的情报研究工作，它以文献为基础，以文献检索和情报调研为手段，以检出结果为依据，通过综合分析，对查新项目的新颖性进行情报学审查，写出有依据、有分析、有对比、有结论的查新报告。也就是说查新是以通过检出文献的客观事实来对项目的新颖性作出结论。因此，查新有较严格的年限、范围和程序规定，有查全、查准的严格要求，要求给出明确的结论，查新结论具有客观性和鉴证性，

但不是全面的成果评审结论。这些都是单纯的文献检索所不具备的，也有别于专家评审。

（5）关注相关网站查看申报结果。申报书提交上去以后，一般会经过几轮的评审。关注课题申报网站，或单位科研处通知，查看课题申报进度与立项结果。

① 专家鉴定、推荐：一般来说，项目主持人所在单位领导签署意见后，项目申报书还要由同行、专家鉴定、推荐，由推荐人介绍研究人员的理论素质、专业水平、研究能力和研究所需要的客观条件，并评估达到预期成果的可能性大小。

② 寄交课题立项评审机构：课题申报人应在课题立项评审机构规定的课题申报截止时间内，把按要求填写好了的课题申报书寄交相应的课题立项评审机构，如有相关规定，应按规定缴纳课题评审费。

（6）如果立项通过就可以准备课题研究工作；如果立项没通过就要了解失败原因，开会总结，归档资料，准备申报下一个课题项目。

（7）对于批准立项的科研项目，应进行课题开题会，并开展课题研究，向科研和财务部门及时汇报研究进度和经费使用情况。

（8）发表课题研究成果。课题研究成果可以为论文、专著、专利等多种形式，成果相关证明材料应收集整理，比如期刊收录证明、论文原件、专著出版凭证、专著搜索数据、专利证书等。

（9）项目验收，准备审计材料。

（10）课题结题。参加课题结题会，汇报课题结题成果，与财务部结算课题经费。将课题结题证书和获奖证书整理好，可以作为科研成果进行展示。

二、课题申报书撰写要点及其逻辑关系

课题申报书是立项评审机构确定是否给予立项的重要评审标准之一。因此，务必认真、科学、规范地填写课题申报书。对于初入科研工作的人来说，课题申报书的写作无疑是一个难点，相较于最常见的论文写作，课题的申报更加复杂，需要准备的时间也更长。因此，课题的申报需要我们做更多的准备工作。

课题申报书主要包含以下几个内容：①课题名称；②负责人基本情况；③课题主要成员基本情况；④课题研究计划。其中课题研究计

划是课题申报书的核心部分。课题研究计划应当包含：①研究目的与意义；②研究背景分析；③研究内容及方法；④研究步骤与实施计划及可行性分析；⑤研究目标及预期的突破点；⑥规划完成时间；⑦预期成果形式。

整个课题研究计划可以提炼出以下三个要点：

（1）选题的价值：应针对一个有创新性、有价值的选题开展申报工作。而选题的价值与意义主要是通过文献综述来说明的。

（2）选题陈述：主要是对研究内容及开展方式的陈述，阐述选题开展的必要性及意义，说服评审专家推荐立项。这部分内容就包括了研究内容的介绍，研究者的基本观点，研究思路，研究方法，研究的创新点、重点、难点等。

（3）研究基础：阐述课题开展的可行性，申报者为什么可以承担这个课题，有哪些能力、哪些相关成果的积累、哪些助力等。

因为研究基础往往是客观事实，不具有太多的可塑性，因此，课题研究计划中应突出选题的价值并进行选题陈述。而在阐述选题价值与进行选题陈述时，重点要考虑到三个逻辑关系：选题价值与选题陈述之间的关联性（即文献综述与研究内容之间的内在逻辑）；文献综述部分的内在逻辑；选题陈述部分的内在逻辑。

1. 选题价值与选题陈述之间的关联性

课题申报书主体内容的第一部分往往就是文献综述，本课题的选题价值与意义也是通过文献综述推导出来的。因此，文献综述在申报书的撰写中至关重要。在课题申报书中，文献综述一般称为国内外研究进展/研究现状。它既具有独立性，也与选题陈述之间具有很强的关联性。文献综述后不要出现突兀的转折，一定要水到渠成地引入申报者的研究内容。文献综述的内容一定不能和研究内容脱节，前面做的文献综述，相应的内容或者相应的主题在后面的研究内容里面一定要有所体现。同理，后面的研究内容主要研究什么，研究的这些内容在前面进行文献综述的时候也需要提及，也就是说这两部分要有内在的呼应性。

2. 文献综述部分的内在逻辑

文献综述的目的是让评委看到申报者的写作功底以及对研究问题

的深层次认识。文献综述常见的写作形式有两种，一种为国外研究现状与国内研究现状分别进行阐述；另一种为根据研究内容，分几个部分分别进行综述（不分国内和国外），然后进行汇总，引入本研究。

文献综述部分的写作也是有内在逻辑的，文献综述的写作方法与论文的引言写作逻辑基本相似，即：

第一步，通过查阅国内外文献，说明目前的选题的重要性，最好有数据支撑，强调解决问题的迫切性。

第二步，是否有人已经开展了相关研究，如果有人开展，他们已经研究到哪个程度了，学术界各位学者对该问题有哪些认识。接下来重点说明，虽然他们研究了很多了，但是对于某问题（我们选题要研究的问题）并没有明确的解释，继而说明本研究的必要性；如果没有人研究，那自己研究就可以去填补空白。

第三步，引入本课题。因此，拟开展哪个课题，要解决哪些问题，有什么意义。

具体的步骤可以总结为：文献检索，文献分类，文献归纳，文献述评。常使用的文献检索网站有 Google 学术、PubMed、知网、万方等搜索引擎或数据库。可以通过与主题相关的关键词分别进行检索，继而将近几年的文章下载下来。

如果分国外研究进展与国内研究进展两个方向进行写作，就可以先将中文文章与英文文章分开；然后分别根据不同的研究主题与侧重点、作者不同的观点、研究的具体问题、研究方法等进行分类，也可以按流派、时期等方式将文献进行分类；分类之后再进行进一步的推导，且推导出来的结论应该和后面的内容是有关联的。

要注意的是，在推导过程中需要对文献中的研究内容进行归纳提炼，不能直接复制作者原文中的内容，应使用自己的语言把文献的精髓总结出来，这是一个文献压缩的过程，把几千甚至上万字的文章用几句话，甚至几个关键词总结起来。在这个过程中，会发现并不是所有检索到的文献都能用上，要适当取舍。

接着就是文献的述评，即对前面归纳总结的文献进行点评。比如，该研究解决了哪些问题，哪些问题没有解决，哪些问题存在争议，通过述评的方式形成结论，即引出自己的研究内容。

而文献的结论是必须要支撑项目选题的，证明这个选题是正确的、有价值的，是在现有的研究中与别人存有相关性的，这个项目选题是有坚实的研究基础的。这些研究基础与综述的结论正好可以很好地支撑研究价值和研究内容，这是在文献综述部分应该时刻把握的内在逻辑。

注意：文献综述需要花费一定的时间，且工作量很大，不仅如此，还要对已有文献作出系统性的梳理与评述（不单单是对研究观点的罗列）。即一个完整的文献综述过程，不仅要有前面的文献内容，还要有后面的文献述评。

3. 选题陈述部分的内在逻辑

在介绍完国内外研究进展以后，就开始讲述自己的研究了，即陈述选题所研究的主要内容。此部分是申报书的重点，主要包括研究内容、基本观点、研究思路、研究方法、创新之处、难点、重点等等，需要关注的点较多，且比较分散，这时候就要分析它们之间的内在逻辑，聚焦到一个中心上。

选题陈述的核心就是研究内容，要讲述清楚故事的脉络，告诉评审专家本研究会怎么开展，分为几个部分，每个部分如何去做，最终要达成一个什么样的研究目标。而这个目标就是前面通过文献综述分析出来的。

接着就是研究的重点、难点问题了，研究的重点肯定是从研究内容里面进行提取，就是把研究内容分为重要的与不重要的两个部分，从中提取出研究重点。难点也是如此，当写出研究的重点难点以后，也需要反过来看一下，这些重点与难点是否在研究内容中提及，如果没有提及，说明论证出现问题，不符合逻辑。即重点、难点一定是研究内容的一部分，可能占比不一定大，但一定是包含在研究内容里的。

写完重点与难点，接下来就开始写"创新之处"。创新之处是和研究的重点、难点相关的，即解决重点、难点问题的办法。使用什么办法解决研究的重点问题，是技术的改进还是管理方法的创新，是新理论的应用还是传统理论的新解读等。这样说来，创新点也是出自前面的研究内容，不是随便想象出来的，一般创新点要写到三条以上。

由此可见，从研究目标到创新点，虽然在写申报书的时候是分开的，但实际上是具有前后逻辑关系的，掌握好了其中的逻辑，在进行申报书写作的时候，也会相对轻松。且有逻辑的申报书内容，也更容易打动评审专家，获得立项机会。

第四节　课题申报书撰写及实例解析

一般课题申报通知会在附件中列举一些选题方向，申报者可以结合自己的研究方向选择其中一个方向申报。也有一些课题只说明申报要求与支持范围，申报者可以自拟选题。以下以研究方向为移动颅脑CT的管理与临床应用为例，分析如何进行课题申报。

移动颅脑CT多用于脑卒中疾病的诊断，因此，当看到卫生健康政策研究课题的申报通知后，就可以选择脑卒中患者的诊断与康复相关的选题。课题的申报需要准备研究课题申报书，课题申报书的内容包括了选题理由及意义、研究内容、研究基础三个方面。本文以实例分析申报书的撰写过程。

一、拟定课题名称

脑卒中患者的诊断与康复相关的选题特别多，可以在这一方面进行逐步细化，脑卒中的治疗要求及时性，因此，对疾病准确的判断特别重要。经过不断的细化，最终拟定的课题名称为：脑卒中的快速判断方法及其推广模式研究。

二、申报书内容撰写

在整个撰写过程中，应牢牢掌握论证逻辑：第一，为什么要研究这个课题；第二，研究的课题主要解决什么问题；第三，解决主要问题的难点是什么，怎样解决，如何突破；第四，前期成果。

（一）选题理由及意义

此部分为文献综述部分，即通过文献综述引出研究主题。想要聚焦到脑卒中快速判断方法及其推广模式上面，首先应说明脑卒中的危害，说明准确、及时的判断对脑卒中治疗的重要性；再说明目前关于脑卒中快速判断方法的研究有哪些，写明国内外关于脑卒中识别量表与模型的实用性、推广情况。说明这些研究目前还存在哪些缺陷，比如，公众认识不足，公众对脑卒中识别量表不理解，这些判断方法推广程度不高等。因此，申报者设计了一套更科学、可准确快速识别脑卒中的模型，可以在普通民众中推广使用；继而说明本研究的意义。也可以从理论意义和实践意义两个方向描述：理论意义，一般可以说填补了××研究的空白，丰富了××理论，发展了××理论；实践意义，一般是指完成这个课题研究将对研究对象有什么意义或价值。

（二）研究内容

研究内容一般要求写出课题思路、框架设计、预计突破的难点及创新点，可根据要求进行逐条写作。

（1）课题思路。课题思路就是表述整个研究过程，是研究的指导思想、研究的总体路线，包括发现问题、分析问题、解决问题三个阶段。在写作课题思路时，建议采用图文结合的形式，一些文字加上整个思路的流程图，可以表达得更清楚，更直观。

（2）研究方法。很多课题申报书上明确要求写出研究方法，常见的研究方法可参考本书相关章节。

（3）预计突破的重点与难点。本研究的重点可能有：①脑卒中识别模型的准确性；②脑卒中识别模型的可推广性。难点可能有：①准确性评价方法；②民众信任度的提升。

（4）本研究的创新点。研究的创新点在于解决研究的重要问题时涉及的创新方法等，一般可以从核心概念，研究内容，策略的操作性、科学性，研究方法的合理性等方面提出。在课题申报书上，创新之处的撰写要求是"在学术思想、学术观点、研究方法等方面的特色和创新"。课题研究的创新之处通常体现在理论、资料、方法等方面。理论创新是指学术思想、观点等研究假设获得证明，资料创新是指研究者占有新材料、新证据、新发现等全新的数据，方法创新则是指申报者对于解决问题提出新方法、新途径。需要注意的是，一般性的概念、意见、建议通常不属于"创新点"，课题申报书中所写创新之处均为"可能性"。

（三）研究成果

申报书的预期成果应写明成果形式、使用取向、预期社会效益等。

成果形式是指论文、专著、研究报告等，在填写成果内容时应有具体名称，如论文要填写能阐明观点的题目，专著应填写阐明观点的著作，研究报告应包括预计研究成果的理论意义和实际效用。

（四）研究的基础、条件

此部分主要是为了向评审专家证明，本团队有足够的条件完成本课题。总的来说可以分为三个方面进行讲述：①已取得相关研究成果的社会评价与主要参考文献已取得相关研究成果的社会评价，如论文、著作、获奖情况等；②主要参加者的学术背景和研究经验、组成结构；③完成课题的保障条件，比如讲述项目主持人的科研成就、项目组成员的优势、申请人所在单位的政策支持等。

值得注意的是，申报书要求写明"前期研究成果、核心观点等"。前期研究成果是指申报者要写清个人已有的研究项目、所取得的成果及其基本观点，申报者可撰写在相关研究领域所取得的学术积累和学术贡献、同行评价和社会影响，但切忌写与申报课题无关的评价、荣誉等。

（五）其他

大部分申报书中应包含参考文献。参考文献是指与本课题相关的主要参考文献，一般不超过20篇。申报者应写明在重要期刊发表的代表性文献及著作。在选择参考文献时，我们应当注意以下三点：①具备同行公认的权威性；②保持文献的系统性；③尽量突出关键文献（即缘起性的文献或学术源头）和最新文献。

总的来说，课题申报书包含的每一部分都是很重要的，各部分相辅相成。如果写过很多申报书，但总是不中，就需要想一想是否存在以下问题：仿照别人的申报书，导致申报书模板化，没有技术含量，也不能突出选题的创新性。即便有些申报书在形式上做得很美观，要素也有，大众化的评价也有，但是给人的感觉就是不扎实，没有落地深入进去，这样的课题申报书确实很难获得评审专家的认可。

因此，课题的申报不在多，重要是找到适合自己申报的课题，且掌握一根主线，按照一定的逻辑一层一层去展开，用心写好每一部分，才能更大程度地增加申报成功的可能性。

第五节　申报书中表格的填写及注意事项

在撰写申报书时，除了申报书的主体内容以外，还有其他部分需要填写，比如封面、课题组成员、数据表、预期成果、承诺书等。

一、封面

对于一般的课题来说，封面（图 6-2）需要填写项目名称、申请人姓名、依托单位、通讯地址、电子邮箱等，这些是要如实填写的。其中课题名称是需要仔细斟酌的，主要遵守以下规范：①简明，一般控制在 24 个字以内；②建议题目使用不带修辞手法的非结论性陈述句；③有创新性（新视角、新思路、新方法）；④具体，要明确课题研究的两个要素——研究对象与研究问题，有时也可显示研究方法。课题名称最忌讳空、大、泛。在写申请书内容之前，可以先定一个选题，写完申请书以后，再把申请书内容与选题进行对应，可能会有一些变动。

资助类别：＿＿＿＿＿＿＿＿＿＿＿＿＿＿＿＿＿＿＿＿

亚类说明：＿＿＿＿＿＿＿＿＿＿＿＿＿＿＿＿＿＿＿＿

附注说明：＿＿＿＿＿＿＿＿＿＿＿＿＿＿＿＿＿＿＿＿

项目名称：＿＿＿＿＿＿＿＿＿＿＿＿＿＿＿＿＿＿＿＿

申　请　人：＿＿＿＿＿＿＿＿＿＿　电　话：＿＿＿＿＿＿＿＿

依托单位：＿＿＿＿＿＿＿＿＿＿＿＿＿＿＿＿＿＿＿＿

通讯地址：＿＿＿＿＿＿＿＿＿＿＿＿＿＿＿＿＿＿＿＿

邮政编码：＿＿＿＿＿＿＿　单位电话：＿＿＿＿＿＿＿＿＿＿

电子邮箱：＿＿＿＿＿＿＿＿＿＿＿＿＿＿＿＿

图 6-2　课题申报书封面举例

二、课题申请者承诺书

课题申请者承诺书（图 6-3）一般需要打印出来，手写签名。如果是电子申报，在手写签名后，还需要进行扫描。

申请者的承诺与成果使用授权

一、本人自愿申报"▓▓▓▓▓▓▓▓▓▓▓▓▓▓课题"。认可所填写的《▓▓▓▓▓▓▓申请·评审书》(以下简称为《课题申请·评审书》)为有约束力的协议；承诺对所填写的《课题申请书》所涉及各项内容的真实性负责，保证没有知识产权争议；▓▓▓▓▓▓▓▓▓▓▓▓▓▓▓▓▓▓权使用《课题申请·评审书》所有数据和资料。课题申请如获准立项，在研究工作中，接受▓▓▓▓▓▓▓▓▓▓▓▓▓▓▓▓▓▓▓▓▓其委托部门的管理，并对以下约定信守承诺：

1. 遵守相关法律法规。遵守我国《著作权法》和《专利法》等相关法律法规；遵守我国政府签署加入的相关国际知识产权规定。

2. 遵循学术研究的基本规范。科学设计研究方案，采用适当的研究方法，如期完成研究任务，取得预期研究成果。

3. 尊重他人的知识贡献。客观、公正、准确地介绍和评论已有学术成果。凡引用他人的观点、方案、资料、数据等，无论曾否发表，无论是纸质或电子版，均加以注释。凡转引文献资料，均如实说明。

4. 恪守学术道德。研究过程真实，不以任何方式抄袭、剽窃或侵吞他人学术成果，杜绝伪注、伪造、篡改文献和数据等学术不端行为。成果真实，不重复发表研究成果；对课题主持人和参与

图 6-3　课题申请者承诺书举例

三、填表说明

填表说明（图 6-4）是大家特别容易忽视的地方。填表说明不仅会对后面要填写的每个内容进行说明，还会写一些具体的要求。比如申报书需要准备几份，涉及一些代码应该怎么规范填写等，还有对申报人的具体要求，比如课题参与人员是否有数量限制，项目主持人是否有职称限制，是否有主持项数与参与项数的限制等，这些都是需要我们严格遵守的规定，填表前应认真阅读。

填 表 说 明

一、请按要求如实填写本表，经所在单位审查盖章后，主机报送相关单位科研管理部门，要确保电子数据和纸质材料的一致性，基本信息不得遗漏。

二、本表报送一式1份。要求统一用A3纸双面印制、中缝装订。本表所附《课题设计论证》活页须报送2份，每份单独装订。本表填写完整的封面复印后粘贴于纸袋正面。

图 6-4　填表说明举例

四、简表的填写

（一）项目主持人/申请人信息

在简表页面（图6-5），申请人姓名、性别、民族、出生年月、工作单位、个人通讯地址都要如实填写。如果需要还应填写行政职务或者职称。

基本信息

申请人信息	姓名		性别		出生年月	民族
	学位		职称		每年工作时间(月)	
	电话			电子邮箱		
	传真			国别或地区		
	个人通讯地址					
	工作单位					
	主要研究领域					
依托单位信息	名称					
	联系人			电子邮箱		
	电话			网站地址		

图6-5　简表页面举例

（二）项目组成员

按要求如实填写项目组成员信息。如果项目组成员人数有限定，或者对每个人参与的课题项目数量有限定，需要按照项目要求填写。比如《2022年度国家自然科学基金项目指南》中对申请和承担项目总数有明确的限制规定：

（1）高级专业技术职务（职称）人员申请和承担项目总数：具有高级专业技术职务（职称）的人员，申请（包括申请人和主要参与者）和正在承担（包括负责人和主要参与者）以下类型项目总数合计限为2项：面上项目，重点项目，重大项目，重大研究计划项目（不包括集成项目和战略研究项目），联合基金项目，青年科学基金项目，地区科学基金项目，优秀青年科学基金项目，国家杰出青年科学基金项目，重点国际（地区）合作研究项目，直接费用大于200万元/项的组织间国际（地区）合作研究项目（仅限作为申请人申请和作为负责人承担，作为主要参与者不限），国家重大科研仪器研制项目（含承担国家重大科研仪器设备研制专项项目），基础科学中心项目，资助期限超过 1 年的应急管理项目、原创探索计划项目以及专项项目［特别说明的除外；应急管理项目中的局（室）委托任务及软课题研究项目、专项项目中的科技活动项目除外］。

（2）不具有高级专业技术职务（职称）人员申请和承担项目总数：①作为申请人申请和作为项目负责人正在承担的项目数合计限为 1 项；②在保证有足够的时间和精力参与项目研究工作的前提下，作为主要参与者申请或者承担各类型项目数量不限；③晋升为高级专业技术职务（职称）后，原来作为负责人正在承担的项目计入申请和承担项目总数范围，原来作为主要参与者正在承担的项目不计入。

当看到类似的规定时，应该严格按照规定的要求限制申报与参与的项目，否则可能会导致原本很有把握的课题项目无法审批通过。在具体选取项目组成员时，不一定全是高资历、高职称人员，应考虑成员的研究特长互补，且互补后可以支撑起整个研究过程。除此之外，还要考虑实际的工作者，即每个参与人员能实际投入到科研的工作时间。如果在一个小课题里，参与者都是大专家，后来发现大家都很忙，没有时间做这个研究，就有可能延误项目的结题。

（三）预期成果

如果没有硬性的规定，预期成果一般优先选择研究报告，因为研究报告形成的周期一般是可以控制的，只要研究数据出来，就可以整理数据，形成研究报告。研究报告的好处是比较容易结题，当然也有一定的弊端，即研究报告有可能无法作为后期的学术成果进行展示。如果项目有规定，要求项目结题时要出版专著、发表论文等，一定要考虑专著出版周期与论文发表周期的问题，以免延误课题结题。同时，也需要仔细阅读专著的字数要求、论文的级别要求等信息，确认自己在规定的时间内能够完成这些任务。

五、课题论证部分

一般来说课题论证部分字数上要求在 2000～4000 字之间。如果字数太少，则不能将课题论证透彻。课题论证部分一般包括：①课题研究的背景与意义（包含选题原因、国内外研究现状述评、创新点、研究价值）；②研究的重点和难点；③课题的研究目标与内容；④课题的研究方法和实施步骤等。

六、经费预算

现在的费用预算变得更加简单。一般申报时会提供相应的经费预算表（图 6-6），根据实际预算将费用填写清楚，比如劳务费、设备费、材料费等。值得注意的事，费用预算一定要写全，凡是空的地方都要写上。不仅要填直接费用，还要填写间接费用和合计费用。

序号	科目名称	金额	备注
1	一、直接费用		
2	1. 设备费		
3	(1) 设备购置费		
4	(2) 设备试制费		
5	(3) 设备改造与租赁费		
6	2. 材料费		
7	3. 测试化验加工费		
8	4. 燃料动力费		
9	5. 差旅/会议、国际合作与交流费		
10	6. 出版/文献/信息传播/知识产权事务费		

图 6-6　经费预算表举例

七、单位审核意见

单位审核意见是不需要申报者自己填写的，通常由单位科研处和合作单位对申报书进行初审，并写明初审意见。

比如，申请书填写的内容是否属实，该课题申请人及参与者的政治和业务素质是否适合承担本课题的研究工作；本单位能否提供完成本课题所需的时间和条件；本单位是否同意承担本项目的管理任务和信誉保证。

第六节 课题结题注意事项

一、需要准备的材料

在课题结题之前，应该先对课题研究内容进行全面总结与思考，分析研究结果是否实现了申报书中提到的研究目标。不同的课题要求不同，具体还需要根据结题课题的实际情况准备材料。

一般情况下，课题结题时需要准备以下材料：①课题立项批文；②课题申请书；③课题开题报告（实施方案）；④各阶段的研究计划和研究工作总结；⑤阶段性成果（如中期报告、调查报告、实验报告、学术论文等）；⑥研究过程有关材料及附件（如观察记录、调查方案、调查问卷、调查结果、实验记录、实验结果、研究方案、研究反思总结、研究工作记录、活动总结、照片、成果影响证明材料、获奖证书等）；⑦课题研究结题工作报告；⑧课题研究结题研究报告（重点）；⑨课题自我鉴定意见；⑩"成果鉴定申请·审批书"等。

这些材料有些是在课题申报成功后就开始准备了，有些是在课题研究过程中陆续整理的，有些则需要在课题研究结束后进行整理。在以上需要准备的结题材料中，除阶段性成果外，准备得比较晚又有一定难度的就是结题报告。

二、结题报告的撰写方法

课题的主要类型有应用性课题与实验性课题两种。无论哪种类型，结题报告一般都由前言、课题的主要内容、研究成果、目前还存在的问题及未来的研究方向等部分组成。其中，前言部分应该包括四个方面：①课题提出的大背景；②研究这一课题的意义（包括理论意义和现实意义，这个部分也可以合并归入"课题提出的背景"部分）；③目前国内外在这一方面的研究成果、现状、问题及趋势；④该项研究所要解决的问题。

　　两种类型课题结题报告的主要内容描述时略有不同。应用性研究课题的主要内容大致包括以下 4 个部分：①课题研究的主要内容；②课题研究的方法；③课题研究的步骤；④课题研究的主要过程。而实验性课题主要内容则包括以下 4 个部分：①实验假设；②实验方法（等同于课题的研究方法）；③实验步骤；④实验过程。

　　结题报告中前言与主要内容中的前三个部分，应该在撰写课题申报书或者在写开题报告时就已经写好了，在写结题报告时，只需要适当进行修改即可。

　　研究方法的介绍主要包括研究对象的取样和选择、研究因素的操作与控制、资料的收集与处理等方面所采用的方法与实施的技术手段。此外，还应包括对研究课题中出现的主要概念的阐述，以及对研究所采用的特殊工具、设备以及一些特殊方法手段的介绍。如果这一部分内容较多，或附有设计的图纸、量表、调查问卷、测试题等，应以附录的形式附在后面。而研究过程与实验过程部分则需要对课题研究过程进行回顾、梳理、归纳、提炼。在实际撰写过程中，研究步骤与研究过程也可合并在一起进行整理。

　　课题研究成果在实验性课题中可以归结为实验结果与分析。其是整篇结题报告中最为重要的部分，决定着结题报告的质量。研究成果应全面、准确地反映课题研究的基本情况，同时具有实际的借鉴价值和推广意义。一般说来，研究成果部分要占整篇结题报告篇幅的一半左右。一个结题报告的研究成果，应当包括实践成果和理论成果两个部分。实践成果是取得的实际成果，理论成果是通过研究得到的新观点、新认识、新策略、新模式等。这些新观点、新认识、新策略、新模式决定了我们实际成果的推广价值，因此，理论成果的撰写也是至关重要的。

　　最后是课题研究存在的主要问题及今后的方向，又称之为局限性与展望。此部分可以分条写出研究存在的不足，设想一下未来可以通过哪些方法弥补这些不足。值得注意的是，此处不能存在课题的重大缺陷或者错误。

三、结题报告撰写中的注意事项

(一) 基本内容

1. 标题的拟定

结题报告的标题常常采用研究报告的名称，这样显得精确、明了，使人能对研究的问题一目了然。因此，在写申报书的时候就要把题目确定好。

2. 研究方法

研究方法的介绍一定不要模棱两可，应详细、严谨，涉及专业性的概念时，要用词准确，做到读者可以根据描述进行重复研究。研究方法的写作常常可按研究过程的顺序逐一展开。

3. 结果

撰写结果部分时，应特别注意：①结果应实事求是，是根据研究数据推导出的结果，而不是从既定的逻辑或者过往的认知中推断的结果；②重要的结果应该有数据支撑，且应进行科学的统计学分析，不要直接使用庞杂的原始数据；③注意结果表述时的逻辑性与递进关系。

(二) 研究成果展示

在展示研究成果时，要尽可能详细。比如发表了 3 篇论文，这 3 篇论文就是研究成果的组成部分，可以对各篇论文的主要观点进行归纳总结，说明论文的价值与意义。

如果一个课题分为几个子课题来研究，在结题报告的成果表述中，也要将这几个子课题研究的成果进行提炼、归纳。在提炼、归纳时，应注意不要只是简单地罗列这些子课题的主要成果是什么，而应融会所有子课题的主要研究成果，归纳出几点。同时也应注意这些子课题的研究成果必须体现所确定的研究目标。一般来说，有关课题的研究经验或研究体会不需要写在"研究成果"这个部分。

(三) 结题报告中的附录

结题报告中常见的附录主要包括以下三方面的内容：

（1）参考文献。这是最常见的一种附录，一般以"参考文献"为标题，列出文献资料的目录。

（2）研究中所收集的重要原始资料。所附原始资料要坚持少而精的原则，切忌累赘、繁杂。

（3）研究中所采用的设备、工具和手段。如研究过程中所使用的仪器、设备、测验量表、调查问卷、测试卷等都可以附在研究报告后面，提供给读者或供结题验收、评审时参考。

◆ 参考文献 ◆

[1] Beonzino J D, Blanchard S M, Enderle J D. Introduction to Biomedical Engineering[M]. Seconed Edition. California: Elsevier Inc, 2005.

[2] 邓玉林. 生物医学工程学[M]. 北京: 科学出版社, 2007.

[3] 毕思文, 王湘, 罗述谦, 等. 数字人体(人体系统数字学)的概念, 框架, 内涵和应用[A]. 中国中西医结合学会第七届精神疾病学术讨论会论文汇编[C]. 北京, 2002.

[4] 国家食品药品监督管理总局. 医疗器械使用质量监督管理办法(总局第 18 号令)[EB/OL]. (2015-10-21)[2023-01-12]. https://https://www.gov.cn/gongbao/content/2016/content_5033899.htm.

[5] 翁鸿, 朱风雷, 田国祥, 等. 临床研究方案设计要点之构建研究问题[J]. 中国循证心血管医学杂志, 2017, 9(7): 769-771.

[6] 吴建元, 蔡君龙, 陈博, 等. 医疗器械临床试验方案设计要点探讨[J]. 医疗卫生装备, 2020, 41(2): 65-69.

[7] 张辉, 刘君玉, 栾晓刚. 如何选择临床研究设计方案[J]. 中国临床药理学杂志, 2006, 22(4): 316-318.

[8] Kennneth F. Schulz, David A. Grimes 著. 临床研究基本概念: 随机对照试验和流行病学观察性研究[M]. 2 版. 王吉耀, 主译. 北京: 人民卫生出版社, 2020.